YOUNG ACADEMICS

Pädagogik | 3

Frauke Carola Harm

Erste Hilfe lernen

Eine lerntheoretische Analyse eines Kursformats der Bundesarbeitsgemeinschaft Erste Hilfe

Mit einem Vorwort von Dr. phil. Reiner Herzog

Tectum Verlag

Frauke Carola Harm
Erste Hilfe lernen
Eine lerntheoretische Analyse eines Kursformats der Bundesarbeitsgemeinschaft Erste Hilfe

Young Academics: Pädagogik; Bd. 3

ISBN 978-3-68900-176-6
ePDF 978-3-68900-177-3
ISSN 2941-6329

Gesamtverantwortung für Druck und Herstellung:
Nomos Verlagsgesellschaft mbH & Co. KG
Printed in Germany

Besuchen Sie uns im Internet
www.tectum-verlag.de

Bibliografische Informationen der Deutschen Nationalbibliothek

Die Deutsche Nationalbibliothek verzeichnet diese Publikation
in der Deutschen Nationalbibliografie; detaillierte bibliografische
Angaben sind im Internet über http://dnb.d-nb.de abrufbar.

Vorwort

„Könnten Sie im Notfall Erste Hilfe leisten?" Diese Frage der Autorin traf im Verlauf ihrer Untersuchung oft auf große Unsicherheit. Sie selbst hatte während ihres Studiums ihr Interesse am Rettungswesen und an der Ersten Hilfe entdeckt und auf der Suche nach einem Thema für ihre Bachelorarbeit beschäftigte sie die Frage, an welchen Punkten die Pädagogik mit dem Rettungswesen zusammenarbeitet. Nur wenige pädagogische Veröffentlichungen beschäftigten sich mit diesem Thema. Zu nennen sind hier Karutzs Beitrage zu einer möglichen Entwicklung einer neuen Fachrichtung „Notfallpädagogik" und Sicks Ausführungen zu methodisch und didaktisch verbesserten Erste-Hilfe-Kursen bei der Hilfsorganisation „Die Johanniter". Auch Brommenschenkel und Wischerhoff ergänzen mit einer methodischen Handreichung. Bei der weiteren Recherche nach einem geeigneten Forschungsansatz für die Bachelorarbeit vertiefte die Autorin daher das Thema „Lernen". Dabei fielen ihr mehr und mehr Widersprüche zwischen den Faktoren eines gelingenden Lernens und dem methodischen und didaktischen Aufbau des Kursformats „Erste-Hilfe-Ausbildung" auf, welches die Autorin auch aus ihrer persönlichen Teilnahme sehr gut kannte. Dies führte sie nun zur Fragestellung: lnwieweit können die für das Kursformat „Erste-Hilfe-Ausbildung" festgelegten Lehr- und Lernziele mit einer ebenfalls festgelegten Methodik innerhalb des vorgesehenen Zeitrahmens tatsächlich erreicht werden?

In der vorliegenden Arbeit stellt Frauke Harm Faktoren und Formen des Lernens sowie Aspekte des Erwachsenenlernens detailreich und versiert dar. Sie analysiert eigenständig das Kursformat „Erste-Hilfe-Ausbildung". Wie wichtig es sein kann, im Ernstfall auch als medizinischer Laie Erste Hilfe leisten zu können, ist unbestritten. Eine so wichtige Kompetenz sollte daher bestmöglich vermittelt werden. Dass die Pädagogik, deren klassische Themen Lehren, Lernen, Methodik und Didaktik sind, hierzu relevante Impulse geben kann, präsentieren die folgenden Seiten sehr eindrucksvoll und sehr gut nachvollziehbar. Mit einem pädagogischen Blick öffnen sich Aspekte im Kursformat „Erste-Hilfe-Ausbildung", die dem Lernen hinderlich sein können und besonders die Zeitstruktur des Kursformats gerät dabei in den wissenschaftlichen Fokus. Die hier vorliegenden Erkenntnisse sind wichtige Anregungen, um die Lernformen der Ersten Hilfe von verantwortlicher Seite her zu überprüfen und stärker als bisher mit pädagogischem Fachwissen zu verbinden. Eine, so verbesserte Vermittlung kann helfen, deutlich höhere Kompetenzen der Bevölkerung in diesem wichtigen Gebiet zu ermöglichen. Frauke Harms Arbeit leistet so einen wertvollen Beitrag zum aktuellen Diskurs, in dem pädagogische Perspektiven derzeit noch zu wenig Berücksichtigung finden. Sie zeigt gelungen auf, dass die pädagogische Forschung, gerade in Bezug auf ihre Methodik und Didaktik, der Ersten Hilfe anschlussfähig sein kann und reflektierte Erkenntnisse aus der Pädagogik dieses relevante Thema deutlich bereichern können.

Dr. phil. Reiner Herzog

Inhaltsverzeichnis

Zusammenfassung

Die Kompetenz der Bevölkerung in Erster Hilfe wird regelmäßig als nicht ausreichend bewertet. Verschiedene Gründe und Lösungsansätze werden diskutiert und umgesetzt. Pädagogische bzw. lerntheoretische Beiträge zum Thema gibt es bislang kaum. Die vorgestellte Arbeit untersucht, inwieweit ein Lernen der gesetzten Lehr-/Lernziele im Kursformat *Erste-Hilfe-Ausbildung* unter Einhaltung des Zeitrahmens von 9 Unterrichtseinheiten mit den gesetzten Methoden möglich ist. Literaturbasiert wurden die relevanten Formen und Aspekte des Lernens erarbeitet. Auf dieser Grundlage wurde das Potential der Vermittlungsmethoden überprüft. Die Lehr-/Lernziele der *Erste-Hilfe-Ausbildung* wurden einzeln untersucht und das zu Erlernende herausgearbeitet. Es wurde analysiert, inwieweit mit der je gesetzten Vermittlungsmethode das jeweilige Lehr-/Lernziel erlernbar sein kann. Im Anschluss wurde der gesetzte Zeitrahmen und die Aspekte des Lernens in die Analyse einbezogen. Die Ergebnisse zeigen folgendes Bild: Theoretisch ist ein Großteil der Lehr-/Lernziele in der *Erste-Hilfe-Ausbildung* erlernbar. Die Anzahl der Lehr-/Lernziele, Zeitrahmen, Besonderheiten der Ersten Hilfe als Lerngegenstand und individuelle Aspekte können die theoretische Möglichkeit des Lernens beeinträchtigen.

Es kann der Schluss erfolgen, dass pädagogisches Fachwissen im Bereich des Lehrens und Lernens zu einer Verbesserung der Vermittlung der Ersten Hilfe beitragen kann. Veränderte Zeitstrukturen und verbesserte Vermittlungsmethodik könnten mutmaßlich zu höheren Lernerfolgen in Erste-Hilfe-Kursen für medizinische Laien führen. Die Entwicklung einer professionellen Fachdidaktik der Ersten Hilfe kann durch die Zusammenarbeit der Fachbereiche Medizin, Rettungswesen und Pädagogik erfolgen.

Abstract

The competence of the population in Germany in first aid is regularly assessed as insufficient. Various reasons and solutions are discussed and implemented. There are only a few pedagogical contributions on the topic so far. The presented work analyses to what extent it is possible to learn the set teaching/learning objectives in the first aid course *„Erste-Hilfe-Ausbildung“* with the set teaching methods while adhering to the time frame of 9 teaching units. The relevant forms and aspects of learning were elaborated based on literature. The potential of the teaching methods was examined. The teaching/learning objectives were examined individually. It was analysed to what extent every single teaching/learning objective can be learnt with the set respective teaching method. The time frame and the aspects of learning were included in the analysis. Results show, that a large part of the teaching/learning objectives of the first aid course *„Erste-Hilfe-Ausbildung“* can be learned theoretically. But the number of teaching/learning objectives, time frame, specificities of first aid as a learning subject and individual aspects may affect the theoretical possibility of learning.

Pedagogical expertise in teaching and learning can remedy the situation. Time structures should be changed and teaching methods can be improved. This could presumably lead to higher learning success in first aid courses for medical laypersons. Medicine, rescue services and education/pedagogy should develop didactics of first aid in cooperation.

1. Einführung

Die Erste Hilfe etablierte sich in Deutschland bereits im 19. Jahrhundert (vgl. Nees 2018). Der Kieler Mediziner Johann Friedrich August von Esmarch gab hier entscheidende Impulse (vgl. ebd.). Sie ist bis heute von höchster Relevanz und so will Erste Hilfe gelernt sein. Dass es sich hierbei um ein in mehrfacher Hinsicht wichtiges Fach handelt, mag schnell klar sein, denn Erste Hilfe soll Leben retten bzw. die Verschlimmerung einer gesundheitlichen Situation vermeiden (vgl. Köhnlein/Weller 2004, S. 1 f.). Definiert wird sie als die „ersten Hilfsmaßnahmen, die an Ort und Stelle eingeleitet werden, bevor der Verletzte oder akut Kranke ärztlicher Behandlung zugeführt wird“ (ebd. S. 1). Somit ist auch die Arbeit des Rettungsdienstes per Definition Erste Hilfe, doch ebenso können sich Personen ohne medizinische Ausbildung dieser Aufgabe gegenübersehen (vgl. ebd.). Neben anderen Formulierungen werden Letztere auch als *Ersthelfer*innen* bezeichnet (vgl. Karutz 2011, S. 25). In vorliegender Arbeit wird dieser Begriff für die benannte Personengruppe verwendet und auch auf ihre Hilfsleistung bezieht sich im Folgenden der Begriff *Erste Hilfe*. Zudem werden mit dem Begriff der *Psychischen Ersten Hilfe* Maßnahmen bezeichnet, die in Not geratene Personen seelisch unterstützen (vgl. Brommenschenkel/Wischerhoff 2011, S. 36 f.).

Aus medizinischer Sicht wird der Ersten Hilfe eine sehr hohe Relevanz beigemessen (vgl. Winkler et al. 2014, S. 684). Notfälle können auch für Ersthelfer*innen schwere seelische Nachwirkungen mit sich bringen (vgl. Karutz 2011, S. 28). Dies kann z. B. eine gefühlte Ohnmacht gegenüber der Aufgabe sein (vgl. ebd.). Ist die Erste Hilfe jedoch vertraut, so können solche Erfahrungen ggf. besser seelisch verkraftet werden (vgl. ebd.). Es besteht grundsätzlich eine rechtliche

Verpflichtung zur Hilfsleistung[1] (StGB, § 323c Absatz 1). Daneben zeigt sich eine schwierige Lage der Ersten Hilfe in Deutschland, denn nur eine Minderzahl nimmt sich als sicher in der Ersten Hilfe wahr (vgl. Karutz 2011, S. 13). Dies wird mit Blick auf die oben beschriebene medizinische Relevanz vielfach kritisiert (vgl. Deutsches Ärzteblatt 2017). Karutz formuliert als einen möglichen Grund der Situation, dass sich Erziehungswissenschaften und Rettungswesen zu selten gemeinsam mit diesem Thema auseinandersetzten (vgl. Karutz 2011, S. 11). Des Weiteren führten verschiedene Gründen zu einer mangelnden Motivation sich mit Notfallthemen, und so auch mit der Ersten Hilfe, zu befassen (vgl. Sick 2011, S. 211, sowie vgl. Karutz 2011, S. 43 ff.). Die vorliegende Arbeit ist jedoch anders fokussiert und so werden diese hier nicht ausgeführt. Einzig der in obigen Kontext genannte Aspekt der negativen Gefühle in Verbindung mit der Ersten Hilfe (vgl. Karutz 2011, S. 44) wird im Kapitel 3 mit Bezug zum Lernen aufgegriffen. Nun brauche es für eine souveräne Hilfeleistung aber wiederkehrende Schulungen, so Karutz weiter (vgl. Karutz 2011, S. 49). Daher wird eine allgemeine Verpflichtung zur Auffrischung diskutiert, die durch ein dann bestehendes Muss einer Motivation entgegenwirken könne (vgl. ebd.). Er formuliert in seinen Ausarbeitungen über ein neu zu gestaltendes Fachgebiet einer *Notfallpädagogik* vielfältige Ansätze, auch für den Bereich des Lernens der Ersten Hilfe (vgl. Karutz 2011, S. 199 ff.). Ein persönliches Interesse gab den Anstoß zu vorliegender Arbeit und durch die weitere Auseinandersetzung mit der Thematik entstand die Fragestellung. Karutz' Arbeiten gaben wichtige Impulse, so z. B. mit der Einschätzung, die vielfach betonte Einfachheit der Ersten Hilfe sei zu bezweifeln (vgl. ebd. S. 41). Er macht zudem deutlich, wie relevant ausreichende Übungszeit innerhalb der Kurse sei (vgl. ebd. S. 206). Auch gibt er zu bedenken,

1 Die Verpflichtung zur Ersten Hilfe ist rechtlich im Strafgesetzbuch (StGB) verankert. Wer nicht hilft, „obwohl dies erforderlich und ihm den Umständen nach zuzumuten" (StGB, § 323c Absatz 1) ist, macht sich der *Unterlassenen Hilfeleistung* schuldig (vgl. ebd.). Es besteht allerdings keine rechtliche Verpflichtung zur Teilnahme an Erste-Hilfe-Schulungen (vgl. Karutz 2011, S. 49). Ausnahmen bestehen z. B. durch die Vorgaben der Fahrerlaubnis-Verordnung (FeV) beim Erwerb eines Führerscheins (vgl. FeV, §19).

ob das in den Kursen Gelernte tatsächlich behalten werden könne (vgl. ebd. S. 204). Dies passt zur vielfachen Kritik an der Ausgestaltung der Erste-Hilfe-Schulungen, die z. B. das Thema der Motivation zu wenig in den Fokus rückten (vgl. ebd. S. 14). Ferner bearbeiteten bisherige Kursformate ein zu großes Themenspektrum, so Sick 2011 (vgl. Sick 2011, S. 211). Ebenso sei die verwendete Vermittlungsweise überholt (vgl. ebd.). Hierin könne ein möglicher Grund für Unsicherheiten im Umgang mit der Ersten Hilfe vermutet werden (vgl. ebd.). Auf letzteren Aspekt hin erarbeitete die Hilfsorganisation *Die Johanniter* unter Sicks Federführung einige Erneuerungen im Bereich der Methodik und Didaktik (vgl. ebd. S. 215 ff.). Die Recherchen für die vorliegende Arbeit zeigten, dass eine wissenschaftlich fundierte Fachdidaktik für die Erste Hilfe, die für alle Ausbilder*innen zugänglich ist, bisher nicht existiert. Zur Thematik des Lernens der Ersten Hilfe liegt bislang wenig Literatur vor. Im Wesentlichen stellen die Ausarbeitungen der Autoren Sick und Karutz den aktuellen Forschungsstand dar. Die Autoren Brommenschenkel und Wischerhoff liefern Erarbeitungen zu einer Methodik der Ersten Hilfe.

2015 traten Änderungen an den bestehenden Kursformaten ein (vgl. Deutsches Rotes Kreuz 2015). Die Deutsche Gesetzliche Unfallversicherung (DGUV) erarbeitete gemeinsam mit der Bundesarbeitsgemeinschaft Erste Hilfe (BAGEH)[2] – im Folgenden mit DGUV und BAGEH bezeichnet – Erneuerung der bestehenden Kursformate der Ersten Hilfe (vgl. DGUV 2015, S. 1). Seither gibt es einheitlich die eintägige *Erste-Hilfe-Ausbildung*, reduziert auf neun statt bisher 16 Unterrichtseinheiten. Die ebenfalls eintägige *Erste-Hilfe-Fortbildung* baut hierauf auf und umfasst ebenfalls neun statt zuvor acht Unterrichtseinheiten (vgl. Deutsches Rotes Kreuz 2015). Inhalte sind gekürzt und praktikabler gestaltet (vgl. ebd.). Ebenso ist die Vermittlungsweise überarbeitet (vgl. DGUV 2015, S. 1). Die BAGEH verfasste 2014 für sich das Papier „Gemeinsame

2 Dazu gehören: Arbeiter-Samariter-Bund e.V., Deutsche Lebens-Rettungs-Gesellschaft e. V., Deutsches Rotes Kreuz e. V., Johanniter-Unfall-Hilfe e. V., Malteser Hilfsdienst e. V. (vgl. BAGEH 2014, S. 1).

Grundsätze für die Aus- und Fortbildung in Erster Hilfe“[3], in dem diese neuen Vorgaben verbindlich für die beteiligten Organisationen vereinbart wurden (vgl. BAGEH 2014, S. 1 ff.). Für das Kursformat *Erste-Hilfe-Ausbildung* sind hier sowohl die Lehr-/Lernziele, als auch Vorgaben zu Methodik und Zeitrahmen festgelegt. In vorliegender Arbeit wird der Frage nachgegangen, inwieweit ein Lernen dieser Lehr-/Lernziele unter Einhaltung der Vorgaben zu Methodik und Zeitrahmen möglich ist.

Hierzu erfolgt zunächst ein Blick auf das Lernen und verschiedene Faktoren, die ein Lernen fördern oder eher erschweren, sowie auf die Arbeitsweise des menschlichen Gedächtnisses. Da die zu analysierende *Erste-Hilfe-Ausbildung* Erwachsene adressiert, schließt ein Kapitel über die Besonderheiten des Erwachsenenlernens an. Darauf erfolgt eine Betrachtung, in welcher Weise Wissen und Können sowie Werte, Einstellungen und soziale Regeln erworben werden. Im Anschluss werden mögliche Konnotationen der Erste Hilfe aufgeführt, die das Lernen beeinflussen können. Mit diesen theoretischen Grundlagen erfolgt dann die Analyse der *Erste-Hilfe-Ausbildung*. Es wird mit den aufgeführten Aspekten des Lernens überprüft, inwieweit die aufgestellten Lehr-/Lernziele mit der gesetzten Methodik und dem gegebenen Zeitrahmen erfolgreich erlernt werden können. Im Weiteren wird eine kurze Alternative in Bezug auf Methodik und Zeitrahmen dargestellt. Abschließend erfolgen eine Zusammenführung und ein Blick auf Perspektiven im Fazit.

Im Schwerpunkt wird pädagogische Literatur verwendet, die die Aspekte des Lernens mit den Erkenntnissen der Neurobiologie betrachtet. Diese liefert vielfältige Beiträge über die Funktionsweise des Gehirns und somit zu der Frage, wie und wann Menschen lernen (vgl. Kullmann/Seidel 2005, S. 35). Ferner fließen in die vorliegende Arbeit Erkenntnisse der Medizin und der Sportwissenschaft ein, um das Lernen des Könnens genauer zu betrachten. Beide Disziplinen stellen dieses Lernen mit neurobiologischen Erkenntnissen dar und werden daher einbezogen. Danach zu fragen, inwieweit ein Lernen

3 https://www.asb.de/application/files/8515/0384/5794/GGHO-EH-2015.pdf

der Lehr-/Lernziele mittels der gegebenen Methodik und Zeit in dem neuen Kursformat möglich ist, zeigt mit Blick auf die benannte medizinische Bedeutung der Ersten Hilfe die Relevanz der im Folgenden bearbeiteten Fragestellung auf. Denn trotz der Änderungen wird der derzeitige Kenntnisstand der Ersten Hilfe aus medizinischer Perspektive nach wie vor als zu gering gewertet (vgl. Deutsches Ärzteblatt 2017).

2. Lernen

Was ist Lernen und wie vollzieht es sich? Was erschwert das Lernen und welche Formen des Lernens gibt es? Welche Zeit braucht das Lernen? Diesen Fragen wird im Folgenden nachgegangen, um anschließend einen Blick auf die Lehr-/Lernziele der *Erste-Hilfe-Ausbildung* im Hinblick auf Methodik und Zeitrahmen werfen zu können.

2.1 Definition und Neurobiologie

„Lernen ist lebenswichtig“ (Göhlich et al. 2007, S. 7). Da es dem Menschen an ausreichenden Instinkten für äußere Anforderungen fehlt, ist er auf Lernen als Reaktion und Angleichung angewiesen (vgl. Siebert 2010, S. 191). Zusätzlich ermöglicht Lernen Entwicklungsräume (vgl. ebd.). Diese individuelle Entfaltung im Dialog mit der Umgebung durch Lernen steht im Fokus pädagogischer Forschung (vgl. Göhlich et al. 2007, S. 7). Lernen ist hier auch zu verstehen als ein „Prozess der Gewinnung von spezifischem Wissen und Können“ (Göhlich/Zirfas 2007, S. 180). Wenn die Begegnung mit äußeren Eindrücken eine langfristige Modifikation einer Handlungsweise zur Folge hat, so wird dies Lernen genannt (vgl. Siebert 2010, S. 191). Das Lernen kann sich zudem auch durch ein gewandeltes Denken zeigen (vgl. Göhlich/Zirfas 2007, S. 180). Dabei wird selten etwas isoliert gelernt, vielmehr beeinflusst ein Lernvorgang auch oft weitere Ebenen, so kann z. B. ein erlerntes Wissen auch Wertevorstellungen verändern (vgl. ebd.). Das Gehirn spielt dabei eine zentrale Rolle und ist stark auf das Lernen ausgerichtet (vgl. Schneider 2013, S. 104). Im Gedächtnis werden Erfahrungen und Gelerntes zusammengetragen und für einen erneuten Abruf bereitgehalten (vgl. Treml 2004, S. 293). Das Gedächtnis zeigt sich somit als wichtiger

Mitspieler beim Lernen (vgl. ebd.). Des Weiteren sind der Stoffwechsel (vgl. Schneider 2013, S. 104) und weitere Bereiche des Körpers in den Lernvorgang involviert (vgl. Illeris 2010, S. 19). So zeigt sich der Prozess des Lernens als eng verbunden mit der Physis eines Menschen (vgl. ebd.).

Der Ablauf eines Lernprozesses wird im Folgenden dargestellt. Vielfältige Eindrücke oder Reize werden mit den Sinnesorganen aufgenommen (vgl. Illeris 2010, S. 24). Um diese zu verarbeiten, wird Aufmerksamkeit benötigt (vgl. ebd. S. 25). Diese muss dabei auf die Eindrücke gelenkt werden, um sie dann zu fokussieren (vgl. Kullmann/Seidel 2005, S. 60). So braucht Lernen nach der Aufmerksamkeit auch eine folgende Konzentration (vgl. ebd.). Nervenzellen, die Neuronen, leiten die Impulse weiter ans Gehirn (vgl. Kullmann/Seidel 2005, S. 18). Neurone sind untereinander mit einzelnen Zellfortsätzen, den Axonen, inklusive den je dazugehörigen Synapsen vernetzt und übermitteln so die Reize (vgl. ebd. S. 19). Diese Weiterleitung geschieht durch einen elektrischen Impuls, der die Ausschüttung chemischer Botenstoffe, den sog. Neurotransmittern, zur Folge hat (vgl. ebd.). Dies können u. a. Dopamin und Noradrenalin sein (vgl. ebd.). Beide fördern die Aufmerksamkeit auf den Impuls (vgl. Späth/Seiter 2012, S. 48). Das Dopamin löst zudem ein Wohlgefühl aus und wird z. B. auch bei der Begegnung mit neuem Lerninhalt vermehrt ausgeschüttet (vgl. ebd.). Gleiches gilt, wenn mit intrinsischer Motivation gelernt wird (vgl. ebd. S. 49). Im Gehirn werden die eingehenden Reize oder Impulse nach subjektiver Bedeutung und Wichtigkeit sortiert (vgl. Illeris 2010, S. 24 f.). Entscheidend ist hierbei, ob vorherige Erfahrungen, Erinnerungen oder Gefühle sowie bereits gelernte Inhalte existieren, die eine Ähnlichkeit zu den neuen Impulsen aufweisen (vgl. ebd.). Für die Beurteilung der Gefühle ist hierbei das limbische System im Gehirn zuständig (vgl. Kullmann/Seidel 2005, S. 17). Ein Impuls ist dann besonders intensiv und wird so als relevant bewertet, wenn in der Vergangenheit schon einmal etwas Gleichartiges erlebt wurde, sich also das Neue mit etwas Älterem vernetzen kann (vgl. Späth/Seiter 2012, S. 45). Wenn mehrere Sinnesorgane gleichzeitig angesprochen werden, bewertet das Gehirn die Impulse als besonders relevant (vgl. ebd.). Erlebte Gefühle werden ebenfalls meist hoch und als bedeutend bewertet (vgl. ebd.). Stellt das Gehirn eine Relevanz fest, so kann dies einen Anstoß geben, den neuen Inhalt im Gedächtnis zu behalten, ihn also zu erlernen (Illeris 2010, S. 25). Weitere Stoffe können beim Lernen beteiligt sein, denn z. B. „Angst und Stress führen im Körper zur Ausschüttung des Hormons Cortisol" (Späth/Seiter 2012, S. 49). Die Neuronen werden daraufhin mit weniger Energie versorgt und so hemmt Cortisol das Lernen (vgl. Spitzer 2011, S. 171). Das Netz der synaptischen Verbindungen wird je nach Nutzung verdichtet oder reduziert (vgl. Kullmann/Seidel 2005, S. 20). Diese Formbarkeit, die sog. „Plastizität des Gehirns" (ebd. S. 21), ermöglicht eine Veränderung und ist so eine Grundlage für das Lernen (vgl. ebd.).

Beim Lernen einer motorischen Fähigkeit sind die benötigten Muskeln und die motorischen Zentren in Gehirn und Rückenmark beteiligt (vgl. Krämer 2011). Letztere haben die Aufgabe der Konzeption einer Bewegung und lösen dann einen entsprechenden Bewegungsimpuls aus (vgl. ebd.). Im Gehirn wird dabei zunächst die aktuelle körperliche Haltung eingeschätzt (vgl. Osterath 2011). Der Bewegungsimpuls passiert das Rückenmark und wird mittels der zuständigen Neurone, der Motoneurone, an die beteiligten Muskelpartien vermittelt (vgl. Krämer 2011). Die Sinnesorgane zeigen den motorischen Zentren auf, ob eine eventuelle Justierung der ausgeführten Bewegung notwendig ist (vgl. ebd.). Dabei wird das Zusammenspiel der beteiligten Muskelpartien von Mal zu Mal souveräner (vgl. Osterath 2011). Das Lernen einer motorischen Fähigkeit beginnt meist durch Beobachtung und Nachbilden des Gesehenen (vgl. Göhlich/Zirfas 2007, S. 186). Hier sind weitere Neurone, die Spiegelneurone, beteiligt, die eine Nachahmung des Wahrgenommenen ermöglichen (vgl. Bauer 2009, S. 54). Trotz biochemischer Vorgänge ist Lernen auch ein höchst individueller Vorgang. Die Neurobiologie geht davon aus, dass sich durch die je eigenen Entscheidungen des Gehirns entlang sehr individueller Vorerfahrungen bei jedem Menschen eine ganz eigene Realität bildet (vgl. Späth/Seiter 2012, S. 48). Diese bildet dann die Basis für jedes neue Lernen. Somit ist das Lernen von großer Individualität gekennzeichnet (vgl. ebd. S. 53 f.). Für das Lernen können verschiedene Unterscheidungen getroffen werden (vgl. Siebert 2010, S. 192). Besondere Beachtung findet im Folgenden die Differenzierung dreier Lernformen. Zum Einen gibt es das Lernen eines bestimmten Wissens, also eines theoretischen Inhalts (vgl. Göhlich et al. 2007, S. 17 f.). Zum Anderen existiert das Lernen eines Könnens, z. B. einer Bewegung (vgl. ebd.). Des Weiteren findet ein Lernen innerhalb eines sozialen Umfelds statt, hier werden z. B. Werte erlernt (vgl. Schirp 2009, S. 249). In notfallbezogenen Schulungen zeigen sich diese Unterscheidungen als relevant (vgl. Karutz 2011, S. 32). Lehr-/Lernziele können als Darstellung der Resultate, die mit einem Prozess des Lehrens und Lernens anvisiert werden, bezeichnet werden (vgl. Lermen 2010, S. 187). Ein Lehrziel ist dabei von Seiten der Lehrpersonen gesetzt (vgl. ebd.). Ein Lernziel meint das Resultat des Lernens, welches lernende Personen individuell zu erreichen wünschen (vgl. ebd.). So sind die Vorgaben der BAGEH Lehrziele, da sie durch die Lehrpersonen bzw. die Arbeitsgemeinschaft gesetzt sind. Es kann jedoch nicht gesagt werden, ob diese Lehrziele für die Teilnehmer*innen nicht auch zugleich ihre individuellen Lernziele darstellen. Somit werden in vorliegender Arbeit die Begriffe gemeinsam verwendet.

2.2 Gedächtnis und Lernfaktoren

Als Gedächtnis werden die Hirnareale bezeichnet, mit Hilfe derer Gelerntes und Erfahrenes hinterlegt und wieder memoriert werden kann (vgl. Mandl/Gruber 2010, S. 122). Dieser Sachverhalt markiert auch die Aufgabe des Gedächtnisses hier, denn „Lernen bedarf eines Speichers, in dem Informationen so abgelegt werden können, dass sie bei Bedarf wieder aktivierbar sind“ (Treml 2004, S. 293). Impulse nimmt zunächst das *Ultrakurzzeitgedächtnis* auf (vgl. Kullmann/Seidel 2005, S. 27). Diese verlieren sich wieder leicht, es sei denn, sie wecken das Interesse (vgl. ebd.). In diesem Fall werden die Impulse an das *Kurzzeitgedächtnis* weitergeleitet (vgl. Späth/Seiter 2012, S. 45). Hier werden Informationen zu Zwecken der Bearbeitung kurz abgespeichert (vgl. Spitzer 2011, S. 5). Dies geschieht meist in weniger als einer Minute (vgl. Humer 2014, S. 73). Das Kurzzeitgedächtnis kann dabei nur ein beschränktes Maß an Input gleichzeitig verarbeiten und wird durch ein Zuviel an Neuem leicht irritiert (vgl. Kullmann/Seidel 2005, S. 27). Die mit den Informationen wahrgenommenen Gefühlseindrücke erreichen ebenfalls das Kurzzeitgedächtnis und werden auch mit älteren Gedächtnisinhalten auf eventuelle Übereinstimmung hin überprüft (vgl. Illeris 2010, S. 25). Im Kurzzeitgedächtnis entscheidet sich, wie mit den Informationen zu verfahren ist, ob z. B. eine körperliche Regung oder ein Weiterreichen an das *Langzeitgedächtnis* erfolgt (vgl. ebd.). Für dieses Weiterleiten ist es wichtig, dass etwaige Irritationen ausbleiben (vgl. Kullmann/Seidel 2005, S. 28). Zudem ist auch entscheidend, ob eine gewisse Relevanz festgestellt werden konnte, wie in Kapitel 2.1 benannt. Verschiedene Faktoren können diesen Prozess begünstigen oder erschweren, wie im Folgenden gezeigt wird. Die in der Situation wahrgenommenen Gefühlseindrücke werden mit den neuen Informationen gemeinsam hinterlegt (vgl. Illeris 2010, S. 25). Das Langzeitgedächtnis wird in mehrere Bereiche unterteilt[4], je nach Art der gespeicherten Inhalte, und kann eine Vielzahl von Informationen aufnehmen (vgl. Kullmann/Seidel 2005, S. 27 f.). Die Verarbeitung benötigt Zeit, so dass das Langzeitgedächtnis nur eine gewisse Menge pro Tag erfassen kann (vgl. Späth/Seiter 2012, S. 46 f.).

Es bestehen einige Faktoren, die an die in Kapitel 2.1 benannten Bedingungen des Lernens anschließen, und dieses je nach Ausprägung fördern bzw. erschweren können. Wie im vorherigen Kapitel dargelegt, ist die Konzentration für das Lernen von großer Bedeutung und sollte demnach gefördert werden. Biologisch bedingte Tagesformen geben meist einen gewissen Takt vor (vgl. Schneider 2013, S. 108). So beinhaltet ein Tag zwei Zeiträume, in denen eine konzentrierte Lernphase

4 Unterteilt wird das Langzeitgedächtnis in vier Bereiche: Das *deklarative Gedächtnis* beinhaltet zweierlei Arten von Informationen, zum einen Wissen über Gegenstände oder theoretische Zusammenhänge im *semantischen Gedächtnis*, zum anderen Erinnerungen der erlebten Biographie im *episodischen Gedächtnis* (vgl. Kullmann/Seidel 2005, S. 28 f.). Im *prozeduralen Gedächtnis* sind Bewegungsabläufe gespeichert (vgl. Humer 2014, S. 74).

leichter fällt, wobei es individuelle Schwankungen geben kann (vgl. Kullmann/Seidel 2005, S. 61). Nach der Ruhe der Nacht kann zunächst gut am Vormittag gelernt werden, gerade sehr fordernde Aufgaben sollten hier bearbeitet werden (vgl. ebd.). Der zweite Zeitraum ist oft erst nach mittäglicher Pause zu erwarten (vgl. ebd.). Eine Durchmischung der Methodik kann Konzentration auffrischen und so Lernen unterstützen (vgl. Quilling/Nicolini 2007, S. 20).

Wie in Kapitel 2.1 dargestellt, ist das Gehirn auf Lernen ausgerichtet und bewertet die Begegnung mit einem neuen Lerninhalt meist positiv. Besonders intensiv kann diese positive Reaktion erfolgen, wenn ein Lerninhalt eigenständig erschlossen wird (vgl. Späth/Seiter 2012, S. 48). Je mehr eigene Auseinandersetzung mit dem zu Lernenden möglich ist, desto besser kann ein Lernen erfolgen (vgl. ebd. S. 49).

Ein weiterer Lernfaktor ist die Motivation. Diese kann die Aufmerksamkeit und Konzentration auf einen Lerninhalt unterstützen, ebenso wie die Bereitschaft zu aktiver Auseinandersetzung erhöhen (vgl. Kullmann/Seidel 2005, S. 27). Die Relevanz dieser Aspekte für das Lernen wurde im vorherigen Kapitel verdeutlicht. Auch die benannte individuelle Relevanz eines Inhalts kann sich in einer Motivation abbilden (vgl. ebd.).

Dazu spielen Gefühle beim Lernen eine gewichtige Rolle, wie in Kapitel 2.1 ausgeführt. Auch als Lernfaktor sind Gefühle zu beachten, denn „je höher die Emotionalisierung der Lern- und Veränderungsimpulse, desto wahrscheinlicher ist Lernen und Veränderung" (Späth/Seiter 2012, S. 47). Nun können Gefühle vielfältig sein und so ist auch ihr Einfluss auf ein Lernen verschieden (vgl. ebd.). Während ein positives Gefühl dazu auffordert, sich weiter mit einem Inhalt zu befassen, kann ein negatives Gefühl das Gegenteil bewirken (vgl. ebd.). Auch Gefühle aus der Vergangenheit können auf einen neuen Lernvorgang übertragen werden und diesen beeinflussen (vgl. Kullmann/Seidel 2012, S. 26). So ein negatives Gefühl kann Angst sein, die zu Stress führen kann (Scheunpflug 2001, S. 105). Das Stresshormon Cortisol steht einem Lernen entgegen, wie in Kapitel 2.1 benannt. Der Fokus beim Lernen sollte daher auf angenehmen Gefühlen liegen (vgl. Spitzer 2011, S. 171 f.).

2.3 Aspekte des Erwachsenenlernens

Da die zu analysierende *Erste-Hilfe-Ausbildung* Teilnehmer*innen im Erwachsenenalter adressiert, erfolgt nun ein Blick auf das Lernen dieser Zielgruppe. Grundsätzlich ist der Ablauf eines Lernprozesses in jedem Lebensalter gleich (vgl. Siebert 2010, S. 192). Doch es bestehen Aspekte, die insbesondere das Lernen Erwachsener prägen. Wissen ohne klaren Anwendungsbezug und Zusammenhang zu lernen ist ihnen zum einen aus biologischen Gründen schwierig, zum anderen sehen Erwachsene darin oft auch wenig Zweck (vgl. Meier-Gantenbein/Späth 2012, S. 18). Sie prüfen demnach die eigene Relevanz des Lerngegenstands sehr genau und „lernen das, was sie wollen, das, was für sie sinnvoll ist“ (Illeris 2010, S. 205). Empfinden Erwachsene einen Lerninhalt als persönlich relevant, so lernen sie oft mit entsprechendem Engagement (vgl. ebd.).

Wie in Kapitel 2.1 erläutert, spielt beim Lernen das Anschließen an Bekanntes eine wichtige Rolle. Bei Erwachsenen ist dies besonders ausgeprägt, denn je mehr ein solcher Anschluss möglich ist, umso besser können sie Neues lernen (vgl. Meier-Gantenbein/Späth 2012, S. 18). Hier kommt ihnen die größere Menge an Gelerntem zugute (vgl. Spitzer 2011, S. 283). Das Mehr an Erlebtem bietet Erwachsenen auch eine breitere Basis, sich mit komplexen Herausforderungen und Entscheidungsprozessen auseinanderzusetzen (vgl. Meier-Gantenbein/Späth 2012, S. 19).

Bei Erwachsenen kann erheblich variieren, ob und wie viel inhaltliche Berührung mit einem Thema gemacht wurde (vgl. Meier-Gantenbein/Späth 2012, S. 19). Im Kontext der Ersten Hilfe sind diese Unterschiede der Vorerfahrungen und des Vorwissens oft groß (vgl. Brommenschenkel/Wischerhoff 2011, S. 14).

2.4 Formen des Lernens

Wie eingangs genannt, sind in der *Erste-Hilfe-Ausbildung* verschiedene Formen des Lernens relevant. Diese werden im Folgenden genauer auf Besonderheiten hin betrachtet, um dann die Lehr-/Lernziele des zu analysierenden Kursformats auf diese Formen hin überprüfen zu können.

2.4.1 Wissen

Bei einem Lernen von Wissen stehen Fakten und Sachverhalte im Vordergrund (vgl. Göhlich et al. 2007, S. 17). Im Fokus stehen hier geistige Zusammenhänge und Begründungen eines Themas, aber „auch Körperliches, Soziales, Emotionales oder Sprachliches wird als Wissen sachlich lernbar gedacht" (ebd.). Denn auch mit diesen Themen ist eine theoretische bzw. geistige Auseinandersetzung möglich (vgl. ebd.). Um Wissen zu erlernen, braucht es weder den direkten Kontakt zum Lerngegenstand selbst noch eine bestimmte Lehrperson, es kann ggf. allein durch verbale oder schriftliche Erklärungen vermittelt und gelernt werden (vgl. Göhlich/Zirfas 2007, S. 181 f.). Ein Beispiel kann hier sein, wenn der sachliche Ablauf einer Erste-Hilfe-Maßnahme durch die Lektüre eines Buches erlernt wird. Im Folgenden wird dargestellt, wie das Lernen eines Wissens ermöglicht und unterstützt werden kann.

Die Arbeitsweise des Gedächtnisses begründet eine gewisse Zeit, die benötigt wird, um neue Impulse zu verarbeiten und zu bewerten, wie in Kapitel 2.2 beschrieben. Dies betrifft auch Wissensinhalte. Ein Zuviel an Neuem kann das Lernen massiv behindern (vgl. Kullmann/Seidel 2005, S. 63). Erreichen das Gehirn in kurzer Zeit zu große Mengen an neuen Wissensinhalten „stören die gerade aufgenommenen Informationen die Aufnahme der folgenden" (ebd.). Gerade dann, wenn die Inhalte einander gleichen, zeigt sich dieser Effekt meist sehr deutlich (vgl. ebd.). Unterbrechungen und sich abwechselnde unterschiedliche Lerninhalte können hier hilfreich sein (vgl. ebd.).

Wie in Kapitel 2.1 aufgeführt, stellt die Aufmerksamkeit eine Bedingung für das Lernen dar. Dies gilt auch für den Erwerb eines neuen

Wissens (vgl. Spitzer 2011, S. 155). Die mit der Aufmerksamkeit mögliche Konzentration kann allerdings bereits nach einer halben Stunde nachlassen (vgl. Schneider 2013, S. 108). Den meisten Menschen ist es so nur für einen gewissen Zeitraum möglich, sich auf theoretische Sachverhalte zu fokussieren (vgl. ebd.). Eine größere Unterbrechung ist spätestens nach einer zwei- bis dreistündigen Lernphase hilfreich (vgl. ebd.).

Eigenes Erschließen eines neuen Themas wird meist als besonders positiv erlebt, wie in Kapitel 2.2 erläutert. Das Ausmaß des Engagements, mit dem diese geistige Auseinandersetzung geschieht, spielt eine erhebliche Rolle für das Lernen (vgl. Spitzer 2011, S. 6). Je regelmäßiger und detailreicher sich diese vollzieht, umso eher wird ein neuer Inhalt gelernt (vgl. ebd.). Um ein Lernen von Wissen zu ermöglichen ist es demnach ratsam, weniger einzelne Fakten zu fokussieren, sondern Auseinandersetzung zu ermöglichen (vgl. Späth/Seiter 2012, S. 49). Dies kommt auch dem Lernen Erwachsener entgegen, wie in Kapitel 2.3 benannt. Ferner ist auch dieses Lernen umso erfolgreicher und nachhaltiger, je mehr Anschluss an vorher gelerntes Wissen möglich ist (vgl. Mandl/Gruber 2010, S. 122). Je mehr entsprechendes Vorwissen existiert, umso schneller kann Neues den Weg in das Langzeitgedächtnis finden (vgl. ebd.). Dieses Anschließen an zuvor Gelerntes kann durch eine rege Auseinandersetzung mit dem neuen Inhalt gefördert werden (vgl. Kullmann/Seidel 2005, S. 86 f.). Obwohl es sich bei Wissen um sachliche Fakten handelt, werden auch hier die beim Lernen empfundenen Gefühle meist mit erfasst (vgl. Schneider 2013, S. 105). Wissensinhalte der Ersten Hilfe können aus verschiedenen Gründen negativ emotional besetzt sein und sich somit als schwieriger Lerngegenstand zeigen, wie in Kapitel 3 gezeigt wird.

2.4.2 Können

Ist eine Person zu einer bestimmten physischen Tätigkeit im Stande, so spricht man von Können (vgl. Göhlich et al. 2007, S. 17). Ein erlerntes Können kann sich in verschiedenen Stadien, von unsicher bis hin zu größter Souveränität, zeigen (vgl. Göhlich/Zirfas 2007, S. 184). Anders als Wissen ist ein Können nicht durch mündliche oder schriftliche Ausführungen zu lernen (vgl. ebd.). Es braucht stattdessen das eigene Tun, ohne das ein Erwerb nicht geschehen kann (vgl. ebd.). Dies sollte entsprechend auch beim Lernen der Ersten Hilfe beachtet werden, wie oft verdeutlicht wird (vgl. Karutz 2011, S. 205 f., sowie vgl. Sick 2011, S. 220 f.). Dieses Tun kann sich in z. B. nachahmendem Probieren, mehrmaligem Durchführen und Einüben gestalten (vgl. Göhlich et al. 2007, S. 17). Hierfür braucht es Lehrpersonen, die die entsprechende Bewegung oder Handlung selbst beherrschen und zeigen (vgl. Göhlich/Zirfas 2007, S. 184). Diese Besonderheiten des Könnens werden im Folgenden weiter erläutert.

Ein Können ist, wie oben benannt, mit Bewegung verbunden. Das Lernen motorischer Fähigkeiten erfolgt in verschiedenen Abschnitten, die in mehreren Modellen dargestellt werden (vgl. Humer 2014, S. 75 ff.) (vgl. Kiesel/Koch 2012, S. 115). Hier wurde das Modell nach Meinel und Schnabel gewählt, da es die allgemeinste Darstellung dieses Lernens bietet. Nach diesem Modell kann Motorisches im ersten Stadium des Lernens zwar ausgeführt werden, allerdings nur mit großer Unsicherheit, geringer Genauigkeit und nur unter optimalen äußeren Umständen (vgl. Humer 2014, S. 75 f.). Im zweiten Abschnitt wird dann eine deutliche Souveränität erreicht, allerdings weiterhin nur in zuträglicher und vertrauter Situation (vgl. ebd. S. 76). Die dritte Phase zeichnet sich durch ein sicheres Beherrschen der motorischen Handlung aus, das kaum mehr durch äußere Irritationen beeinträchtigt wird (vgl. ebd.). Diese Fortschritte gelingen durch das sog. *Feedback*[5] (vgl. Kiesel/Koch 2012, S. 109 f.). Das sog. *intrinsische Feedback* geschieht vom Körper selbst und meint die Wahrnehmung der einzelnen Sinne bezüglich der Bewegung (vgl. ebd. S. 110 f.). Dies kann bspw. ein empfundener Widerstand durch den taktilen Sinn sein (vgl. ebd.). Zusätzlich ist ein

5 Dieses Feedback ist als eine Art Antwort zu verstehen, die darüber informiert, inwieweit die Bewegung bereits der Zielsetzung entspricht und welche Berichtigung notwendig ist (vgl. Kiesel/Koch 2012, S. 109 f.). Dabei stellt der sog. *Soll-Wert* die Zielvorgabe dar, während der sog. *Ist-Wert* die aktuell wahrgenommene Qualität der Bewegung bezeichnet (vgl. ebd.).

extrinsisches Feedback möglich, das neben der eigenen Beobachtung auch die mündliche Kommentierung durch Lehrpersonen bezeichnet (vgl. ebd.). Für das Nachbilden und eventuelle Lernen einer neuen Bewegung ist zudem die Möglichkeit der Beobachtung hilfreich (vgl. Göhlich/Zirfas 2007, S. 184). Wie in Kapitel 2.1 benannt, sind auf neurobiologischer Ebene Spiegelneurone am Werke. Das Lernen durch Beobachtung kann als sehr erfolgversprechend gelten und sollte entsprechend ermöglicht und geschätzt werden (vgl. Keysers 2013, S. 79 f.). Ein weiterer Aspekt des Könnens ist, dass die erwähnten häufigen Wiederholungen über einen langen Zeitraum benötigt werden, bis eine Bewegung oder Tätigkeit sicher gelernt ist[6] (vgl. Spitzer 2011, S. 65 f.). Dies erklärt sich durch die Arbeitsweise des zuständigen prozeduralen Gedächtnisses (vgl. Kullmann/Seidel 2005, S. 29). Dieser Aspekt passt zu Forderungen, in Erste-Hilfe-Kursen häufige Durchführungen der Handgriffe zu ermöglichen (vgl. Karutz 2011, S. 206). Ein erlerntes Können ist allerdings nur dann langfristig aus dem Gedächtnis abrufbar, wenn es in gewissen Abständen erneut durchgeführt wird (vgl. Göhlich/Zirfas 2007, S. 186). Dies wiederum spricht für die Forderung, Erste-Hilfe-Kurse regelmäßig zu besuchen (vgl. Karutz 2011, S. 49). Auch wenn ein Können später unbewusst verläuft, so braucht es beim Lernen zunächst aktive Fokussierung und gezielte Handlung (vgl. Kullmann/Seidel 2005, S. 29). Diese Aufmerksamkeit und Konzentration sind nur begrenzt möglich, wie in Kapitel 2.2 erläutert. So ist auf dort genannte Pausen und geeignete Tageszeiten zu achten. Markant ist ferner, dass ein Können auch ein jeweiliges Wissen voraussetzt (vgl. Koch 2015, S. 30). Erst aufbauend auf ein theoretisches Verstehen einer Tätigkeit, dem Wissen also, kann ein physisches Können durch eigenes Tun entwickelt werden (vgl. ebd.). Hier ist also entsprechende Unterstützung möglich, wenn beim Lernen der Ersten Hilfe vor dem Einüben eine theoretische Erläuterung erfolgt. Meist wird vorrangig

6 Handelt es sich hierbei um besonders anspruchsvolle Tätigkeiten, so kann der Weg bis zu einem Idealergebnis besonders weit sein, denn „es dauert jeweils tausende von Stunden, bis eine Bewegung so gut abläuft, dass sie nicht mehr verbessert werden kann" (Spitzer 2011, S. 68).

die Relevanz der Übung für ein Lernen in diesem Bereich betont (vgl. Karutz 2011, S. 206). Bewegungen werden bereits ab frühester Kindheit erlernt, meist dadurch, dass entsprechende Tätigkeiten der Bezugspersonen nachgebildet werden (vgl. Humer 2014, S. 105 f.). So entsteht früh eine Basis, an der Neues Anschluss finden kann, denn diese Notwendigkeit gilt auch beim Lernen eines Könnens (vgl. Göhlich/Zirfas 2007, S. 184 f.).

2.4.3 Hilfsbereitschaft

In dem Kursformat *Erste-Hilfe-Ausbildung* der BAGEH ist auch die Bereitschaft Erste Hilfe zu leisten als Lehr-/Lernziel formuliert, wie in der Analyse genauer betrachtet wird. Um hier einem Lernen auf die Spur zu kommen, stellt sich zunächst die Frage, wann eine Person zur Hilfeleistung bereit ist. Hierzu liefert die Sozialpsychologie mit mehreren Theorien Antworten, denen zur Folge eine solche Bereitschaft mit verschiedenen Kriterien verbunden sein kann (vgl. Bierhoff 2007, S. 308 ff.). Diese Theorien fokussieren unterschiedliche Schwerpunkte und können für ein vielschichtiges Bild möglicher Beweggründe gemeinsam betrachtet werden (vgl. ebd. S. 326).

Zur Hilfeleistung bereit zu sein, ist zum einen fest in der menschlichen Natur verankert (vgl. Bierhoff 2007, S. 308). Zum anderen sind es je individuelle Persönlichkeitsmerkmale, die Einfluss haben können (vgl. ebd. S. 312). Auch das persönliche Verhältnis zu der hilfsbedürftigen Person kann bei einer Bereitschaft zur Hilfeleistung eine Rolle spielen (vgl. ebd. S. 320). Ebenso kann die jeweilige Situation Einflüsse mit sich bringen (vgl. ebd. S. 326). Es zeigen sich zudem auch soziale Lernprozesse als relevant (vgl. ebd. S. 308). Somit ist auch bei einer Bereitschaft zur Hilfeleistung ein Lernen beteiligt, welches im Folgenden näher betrachtet wird. Genannt werden können Wertevorstellungen, Einstellungen und gesellschaftliche Regeln, die in Lernprozessen erworben werden (vgl. Schirp 2009, S. 247 ff.). Die Bereitschaft zur Hilfeleistung kann einen engen Zusammenhang mit den Wertevorstellungen einer Person haben (vgl. Sick 2011, S. 212). Diese können in

Normen zum Ausdruck kommen, die wiederum, als in einer Gemeinschaft geltende Regel, zu einer Hilfeleistung aufrufen (vgl. Bierhoff 2007, S. 322 f.). Die Wertevorstellungen einer Person können sich auch in ihren Einstellungen zeigen (vgl. Haddock/Maio 2007, S. 200), die als individueller Standpunkt verstanden werden können (vgl. ebd. S. 189). Diese Einstellungen können ebenfalls der Beweggrund sein, Hilfe zu leisten (vgl. Sick 2011, S. 212). Die Bereitschaft zur Hilfe steht auch im Zusammenhang mit einer Bereitschaft zur Verantwortungsübernahme (vgl. Karutz 2011, S. 44 f.). Diese kann ebenfalls Teil einer Einstellung sein, wenn sich eine Person in ihren Einstellungen zu einer entsprechenden Verantwortlichkeit positioniert.

Erworben werden Einstellungen, Wertevorstellung und soziale Regeln bereits ab der Kindheit im sozialen Miteinander (vgl. Schirp 2009, S. 247 ff.), denn auch in diesem Kontext findet Lernen statt (vgl. Illeris 2015, S. 30). Hier geschehen sowohl Einflüsse auf die Lerninhalte als auch auf die Art und Weise, in der gelernt wird (vgl. ebd.). Dieses Lernen vollzieht sich zumeist implizit (vgl. Schirp 2009, S. 249). Prägnant ist ferner, dass Werte, Verhaltensweisen und Einstellungen auch die Persönlichkeit eines Menschen mit auszeichnen (vgl. Koch 2015, S. 42). Dieses Lernen beginnt, wie benannt, in der Kindheit und vollzieht sich dann über eine längere biografische Zeitspanne hinweg, also „im Laufe unserer Entwicklung“ (Schirp 2009, S. 249). Im sozialen Miteinander ist es die Auseinandersetzung mit den, durch Vorbilder vorgelebten, sozialen Regeln und Einstellungen, die ein Lernen ermöglicht (vgl. ebd.). Gleiches zeigt sich auch beim Erlernen von Wertevorstellungen (vgl. Spitzer 2011, S. 354). Bei diesen Lerninhalten ist die, bereits in den Kapiteln 2.1 und 2.2 benannte, eigene Auseinandersetzung besonders relevant (vgl. Schirp 2009, S. 249). Es kann eher gelernt werden, wenn viele Beispielen aktiv erlebt und hieraus selbst abgeleitet werden kann (vgl. ebd.). Im sozialen Miteinander ist die hierfür relevante Möglichkeit des Austauschs gegeben, d. h. sich mit Werten, Regeln oder Einstellungen anderer Personen zu befassen, diese zu reflektieren und sich selbst zu positionieren (vgl. ebd. S. 251). Dies kann ein Lernen durch selbstständiges Auseinandersetzen ermöglichen (vgl. Koch 2015,

S. 48). Schon zwischen Kindern und ihren Bezugspersonen kann sich dies im Umgang mit Situationen, die der Hilfsbereitschaft und Verantwortungsübernahme bedürfen, zeigen (vgl. Karutz 2011, S. 64).

In diesem Lernen ist auch ein Wissen enthalten (vgl. Koch 2015, S. 42 f.). So ist rein theoretisch ein Lernen über Worte möglich, wie in Kapitel 2.4.1 benannt. Rein verbale Aufforderungen, z. B. eine soziale Regel zu befolgen, sind allerdings für ein Lernen hier eher untauglich, da es die oben genannte eigene Auseinandersetzung braucht (vgl. Schirp 2009, S. 246 f.). Gleiches gilt für das Lernen von Wertevorstellungen (vgl. Spitzer 2011, S. 357). Mit Blick auf die persönliche Dimension dieser Lerninhalte sind derartige Anweisungen kritisch zu sehen (vgl. Koch 2015, S. 48). Der sprichwörtliche erhobene Zeigefinger ist demnach weder dem Lernen zuträglich noch vertretbar (vgl. ebd.). Eine verbale Erläuterung kann jedoch die Hintergründe aufzeigen und somit zur eigenen Auseinandersetzung anregen (vgl. ebd.).

Um zwischenmenschliche Verhaltensregeln, Wertevorstellungen und Einstellungen zu lernen, braucht es einen ausgedehnten Zeitraum, der sich aus der Arbeitsweise des Langzeitgedächtnisses erklärt (vgl. Schirp 2009, S. 249). Diese wurde in Kapitel 2.2 erläutert. Werte stellen für das Gehirn sogar äußerst anspruchsvolle und somit zeitintensive Lerninhalte dar und können daher meist erst ab dem späteren Verlauf der Kindheit in ihren Dimensionen erfasst werden (vgl. Spitzer 2011, S. 351 f.).

Individuelle Relevanz eines Lerninhalts ist für ein Lernen Voraussetzung, wie in Kapitel 2.1 erläutert. So setzt ein Lernen auch in diesem Zusammenhang voraus, dass sich in der Begegnung mit z. B. sozialen Regeln in ihnen eine individuelle Relevanz finden lässt (vgl. Schirp 2009, S. 248). Durch die benannte Auseinandersetzung kann ein individuelles Bewerten erfolgen (vgl. Koch 2015, S. 48). Besonders Ähnlichkeiten mit Erlebnissen und Begegnungen der Biografie erlangen bei dieser Bewertung oft einen hohen Stellenwert (vgl. Schirp 2009, S. 250).

Ferner ist ebenfalls in diesem Lernen die in Kapitel 2.1 benannte Anschlussfähigkeit relevant. Daher braucht es wiederkehrende ähnliche Situationen, um Erlebtes mit Vorherigem zu verbinden und zu verankern (vgl. Schirp 2009, S. 247 f.). Das mehrmalige Erleben von, z. B. Einstellungen anderer Personen, in der bereits erwähnten ausgedehnten Zeitspanne, erklärt, dass sich diese Lerninhalte oft als sehr beständig erweisen (vgl. ebd. S. 249 f.). Biografische Erfahrungen durch Vorbilder oder Erlebnisse bilden die Basis, an die Neues angeschlossen werden kann (vgl. ebd. S. 250). Das Mehr an Gelerntem ist als prägnanter Aspekt des Erwachsenenlernens in Kapitel 2.3 benannt. Erwachsene bringen demnach auch in diesem Punkt in neue Lernsituationen ihre sozialen Regeln, Einstellungen und Wertevorstellungen mit, die sie als Teil ihrer Persönlichkeit über einen längeren Zeitraum ihrer Biografie entwickelt haben.

Da Werte, Einstellungen und sozialen Regeln über einen langen Zeitraum hinweg erworben werden, ist ein Lernen in einer zeitlich eng begrenzten Lernsituation nicht vorstellbar (vgl. Karutz 2011, S. 39). Kurze Schulungen können lediglich Anregungen geben (vgl. Sick 2011, S. 225). So können bspw. Lehrpersonen in Lernsituationen der Ersten Hilfe selbst eine Vorbildrolle übernehmen und so ggf. Anregung geben (vgl. ebd. S. 227).

3. Erste Hilfe und Konnotationen

Für eine Analyse des Kursformats *Erste-Hilfe-Ausbildung* im Hinblick auf das Lernen der dort gesetzten Lehr-/Lernziele soll nun ein Blick auf mögliche Konnotationen der Ersten Hilfe geworfen werden. Diese können ein Lernen beeinflussen, wie im Folgenden erläutert wird.

Erste Hilfe ist dadurch gekennzeichnet, dass sie in Notfällen in Verbindung mit Erkrankung oder Verletzung erforderlich ist (vgl. Köhnlein/Weller 2004, S. 1). Diese sind für die meisten Menschen mit unguten Gefühlen verbunden (vgl. Karutz 2011, S. 44). Karutz formuliert hierzu treffend: „Kaum jemand beschäftigt sich gerne mit unerfreulichen, bedrückenden oder traurigen Themen wie „Leid", „Tod" usw." (ebd.). Schon die Vorstellung an eine solche Situation kann unangenehme Gefühle auslösen und an emotionale Grenzen führen (vgl. ebd. S. 207 f.).

Diese negativen Gefühle können z. B. verschiedene Ängste sein (vgl. Sick 2011, S. 209 ff.). Gerade das Gefühl der Angst ist ein sehr starker Gegner des Lernens, wie in den Kapiteln 2.1 und 2.2 beschrieben. Erste Hilfe ist u. U. dann zu leisten, wenn Menschen schwere oder gar schwerste Verletzungen oder Erkrankungen erlitten haben (vgl. Köhnlein/Weller 2004, S. 1). Dies kann bei Ersthelfer*innen bereits vor einer Hilfeleistung ganz konkrete Ängste auslösen, z. B. sich mit einer Krankheit zu infizieren (vgl. Sick 2011, S. 209 f.). Aber auch der Gedanke, die Hilfe nicht korrekt oder gar folgenreich falsch zu leisten, kann ängstigen (vgl. ebd. S. 210 f.). Ebenso kann eine emotionale Überforderung befürchtet werden (vgl. Karutz 2011, S. 204). Hinzu kann die Angst kommen, für Fehler bei der Hilfsleistung rechtlich belangt zu werden (vgl. Sick 2011, S. 209).

Eine weitere mögliche Empfindung im Kontext der Ersten Hilfe kann das Gefühl des Ekels sein (vgl. Sick 2011, S. 210 f.). Gerade „die Möglichkeit, mit Blut oder Körperausscheidungen wie Erbrochenem und Urin“ (ebd.) in Berührung zu kommen, löst oft Ekel aus und hält ggf. sogar von einer Hilfsleistung ab (vgl. ebd.). Ekel kann bereits durch reines Anschauen einer Wunde hervorgerufen werden (vgl. ebd.). Beim Lernen der Ersten Hilfe kann es zu einer zunächst theoretischen Begegnung mit all dem kommen, z. B. durch die zu lernenden Verletzungsmuster. Die Betrachtung entsprechenden Bildmaterials kann ebenfalls Ekel auslösen (vgl. Karutz 2011, S. 42). So ist es möglich, dass die Erste Hilfe bereits ohne reales Erleben mit Ekel verbunden wird und eine weitere Auseinandersetzung eher abgelehnt wird (vgl. ebd.). Dieses Abwenden ist eine sehr häufige Reaktion auf das Gefühl des Ekels (vgl. Stangl 2018). Lernen aber braucht eine aktive Auseinandersetzung, also ein Hinwenden zum zu lernenden Thema, wie in den Kapiteln 2.1 und 2.2 benannt.

Wenn Sick von „unangenehmen Empfindungen im Umgang mit fremden Menschen“ (Sick 2011, S. 210) im Zusammenhang der Ersten Hilfe spricht, so können noch andere Gefühle im Spiel sein. Erste Hilfe geht oft mit dem Berühren von unbekannten Menschen einher, z. B. bei der Abnahme eines Motorradhelms (vgl. Malteser 2016, S. 40). Im Gegensatz zu bspw. Mitarbeiter*innen in pflegenden Berufen, sind viele Menschen diesen ggf. engen Kontakt zu unbekannten Personen schlicht nicht gewohnt. Dies kann verunsichern und eine gewisse Scheu oder Ablehnung zur Folge haben. Gleiches kann ggf. auch für oben genannten Anblick von Blut oder Ähnlichem gelten. So kann sowohl die Vorstellung, in realer Situation unbekannte Personen berühren zu müssen, als auch dies in der Übungssituation tun zu sollen, u. U. Unbehagen und Ablehnung auslösen. Wie in den Kapiteln 2.1 und 2.2 beschrieben, spielen Gefühle beim Lernen eine gewichtige Rolle und werden vom Gehirn auch oft als besonders entscheidend bewertet. Wie dort erläutert, können negative Gefühle das Lernen behindern. Ist die Erste Hilfe mit oben genannten Gefühlen konnotiert, so kann das Lernen dieser Thematik erschwert sein.

4. Analyse des Kursformats Erste-Hilfe-Ausbildung

Die Analyse beginnt mit einer Darstellung des Kursformats *Erste-Hilfe-Ausbildung*. Es folgt eine Betrachtung der gesetzten Methoden mit Blick auf ihr Potential ein Lernen von Wissen und Können zu ermöglichen. Mit diesen Ausarbeitungen werden im Anschluss die Lehr-/Lernziele analysiert. Dies sind die Erste-Hilfe-Maßnahmen in Kapitel 4.3, das Lehr-/Lernziel *Psychische Erste Hilfe* in Kapitel 4.4 und abschließend das Lehr-/Lernziel, welches hier mit der Bereitschaft zur Hilfeleistung benannt ist.

4.1 Darstellung

Die Ausgestaltung des Kursformats *Erste-Hilfe-Ausbildung* ist im Papier „Gemeinsame Grundsätze für die Aus- und Fortbildung in Erster Hilfe" der BAGEH festgelegt, wie in Kapitel 1 benannt. Diese Vereinbarung ist im Anhang der vorliegenden Arbeit einzusehen. Die *Erste-Hilfe-Ausbildung* ist als eintägiger Kurs angelegt (vgl. Deutsches Rotes Kreuz 2015). Festgesetzt ist ein Zeitrahmen von neun Unterrichtseinheiten, wobei eine Unterrichtseinheit 45 Minuten dauert (vgl. BAGEH 2014, S. 3). Der Kurs wird von einer entsprechend geschulten Lehrperson erteilt (vgl. ebd. S. 2). Auch bei Unterstützung durch eine weitere Lehrkraft sind maximal 20 Teilnehmer*innen gestattet (vgl. ebd. S. 3). Es werden schriftliche Lernunterlagen bereitgehalten (vgl. ebd.). Als Lehr-/Lernziel ist zunächst die Bereitschaft, Erste Hilfe zu leisten, genannt (vgl. ebd.). Die Befähigung, die Maßnahmen der Ersten Hilfe durchzuführen, ist einleitend als übergeordnetes Lehr-/Lernziel gesetzt (vgl. ebd.). Des Weiteren sind konkrete Maßnahmen als Lehr-/Lernziele formuliert (vgl. ebd. S. 11 f.). Dies beinhaltet die Alarmierung professioneller Hilfe, das Wissen um etwaige Gefährdungen am Notfallort sowie die Kenntnis um das Vorgehen bei der Bergung betroffener Personen (vgl. ebd.). Ferner ist der Ablauf einer Abnahme eines Motorradhelmes zu lernen (vgl. ebd.). Hinzu kommt die Anwendung der *Psychischen Erste Hilfe* und die Sicherstellung des Erhalts der Körperwärme (vgl. ebd.). Lehr-/Lernziele sind zudem die Feststellung und Handlungsbefähigung bei Vergiftungen, Einwirkungen durch Temperatur, Irritationen der Atmung durch Fremdkörper oder *Asthma Bronchiale*, Irritationen des Herz-Kreislaufs-Systems im Falle eines Herzinfarktes oder durch Stromunfälle und ebenso bei Beeinträchtigungen der Gehirnfunktionen im Falle eines Krampf- oder Schlaganfalls (vgl. ebd.). Zudem soll die praktische Versorgung von neun Verletzungsmustern mit entsprechendem Material erlernt werden (vgl. ebd.). Ferner soll die Befähigung erreicht werden, die Atmung und das Bewusstsein betroffener Personen zu überprüfen und über etwaige Risiken bei Beeinträchtigungen im Bilde zu sein (vgl. ebd.). Hierzu sind zwei Abläufe ohne Material zu erlernen, die *Herz-Lungen-Wiederbelebung* und die *Seitenlage* (vgl. ebd.). Beide beinhalten mehrere Einzelschritte (vgl. Malteser 2016, S. 48 ff.). Zudem ist die Verwendungsweise des *Automatisierten Externen Defibrillator,* kurz *AED*, zu erlernen (vgl. BAGEH 2014, S. 11 f.).

Diese verbindlichen Lehr-/Lernziele sind unter der Einhaltung der Methodik zu vermitteln (vgl. BAGEH 2014, S. 3). Zum einen ist dies die *Ausbilderdemonstration*, bei der die Lehrperson das zu Lernende darstellt, beschreibt und einzelne Teilnehmer*innen Gelegenheit zur Durchführung erhalten (vgl. ebd. S. 12). Sie ist bei Bergungsmethoden, dem Umgang mit einer *Kälte-Sofort-Kompresse* und einem *AED* gesetzt, sowie bei der Helmabnahme und bei Maßnahmen, die bei Atemwegsblockaden durch Gegenstände erfolgen (vgl. ebd. S. 11 f.). Zum anderen ist die Methode der *Teilnehmerübung* genannt, bei der sämtliche Teilnehmer*innen das zu Lernende nach Darstellung und Beschreibung durch die Lehrperson durchführen (vgl. ebd.). Die Handhabung der Verbandsmittel wird auf diese Weise vermittelt, ebenso wie die Überprüfung des Bewusstseins und der Atmung (vgl. ebd.). Gleiches gilt für die *Seitenlage,* die *Herz-Lungen-Wiederbelebung* und für zwei Möglichkeiten der gesundheitsförderlichen Lagerung (vgl. ebd. S. 12). Das Alarmieren professioneller Hilfe, die Anwendung der *Psychischen Ersten Hilfe,* Maßnahmen zum Erhalt der Körperwärme und der Umgang mit einem Schock werden mit dem *Fallbeispiel* vermittelt (vgl. ebd. S. 11). Ein genauer Ablauf ist nicht dargestellt (vgl. ebd.). Es ist ferner die Empfehlung formuliert, das zu Lernende in Handlungsabfolgen inklusive der *Psychischen Ersten Hilfe* zu vermitteln (vgl. ebd. S. 11). Bei einzelnen Lehr-/Lernzielen ist keine bzw. anteilig keine Methode vorgegeben (vgl. ebd. S. 1 ff.).

4.2 Methoden des Kursformats

Im Folgenden werden die in der *Erste-Hilfe-Ausbildung* gesetzten Methoden überprüft, in welcher Weise sie ein Lernen eines Wissens und ein Lernen eines Könnens ermöglichen können.

Die Methoden *Ausbilderdemonstration* und *Teilnehmerübung* haben die Gemeinsamkeit, dass die Lehrperson zunächst das zu Lernende erklärt und vorführt (vgl. BAGEH 2014, S. 12). Daher kann dieser Teil der beiden Methoden gemeinsam auf die Möglichkeiten des Lernens eines Wissens und eines Könnens hin überprüft werden.

Ein Wissen ist über eine mündliche Erläuterung grundsätzlich zu erlernen, wie in Kapitel 2.4.1 benannt. Somit ist die in diesen Methoden enthaltende Erklärung durchaus als förderlich zu bewerten. Die Prüfung auf Anschlussfähigkeit an bereits Gelerntes als Möglichkeit des Lernens kann besonders gut durch eigene Auseinandersetzung erfolgen, wie in Kapitel 2.4.1 aufgeführt. Bei einer Erklärung übernehmen die Teilnehmer*innen in erster Linie eine passive Rolle des Zuhörens. Eine Erklärung kann ausgiebig erfolgen, nicht durch die Menge an Information, sondern durch die Darstellung mehrerer Perspektiven und mit verschiedenen Formulierungen. Je länger und vielfältiger eine Erklärung ausfällt, umso wahrscheinlicher können sich die Teilnehmer*innen während des Zuhörens mit dem Neuen auseinandersetzen und eventuell Vorwissen entdecken, an das angeschlossen werden kann. So kann ein Lernen erfolgen, wie in Kapitel 2.4.1 benannt.

Zweiter Teil beider Methoden ist eine praktische Vorführung bzw. Darstellung des zu Lernenden (vgl. BAGEH 2014, S. 12). Dies kann für das Lernen eines Wissens als sehr hilfreich bewertet werden, da so neben dem Zuhören noch visuelle Eindrücke hinzukommen. Es ist in Kapitel 2.1 benannt, dass eine Vielfalt an sinnlicher Wahrnehmung dem Lernen sehr zuträglich ist. Dies kann die oben benannte Auseinandersetzung mit dem Neuen fördern. Es ist zudem denkbar, dass sich durch eine Darstellung auch weitere Möglichkeiten ergeben, in dem Neuen etwas Bekanntes zu entdecken, das miteinander verknüpft werden kann. In Kapitel 2.4.1 ist diese Relevanz der Anschlussfähigkeit für das Lernen eines Wissens dargestellt.

In der Methode *Teilnehmerübung* erfolgt im Anschluss die praktische Durchführung des zu Lernenden durch die Teilnehmer*innen (vgl. BAGEH 2014, S. 12). Da so auch der haptische Sinn angesprochen wird, kann dies nach oben Genanntem das Lernen eines Wissens fördern. So ist an dieser Stelle festzuhalten, dass die in den Methoden *Ausbilderdemonstration* und *Teilnehmerübung* enthaltene Erklärung und praktische Darstellung grundsätzlich ein Lernen eines Wissens ermöglichen.

Inwieweit die beiden benannten Methoden das Lernen eines Könnens ermöglichen bzw. fördern wird im Folgenden betrachtet. In Kapitel 2.4.2 ist benannt, dass ein Können zuvor ein Wissen um die Sachverhalte der entsprechenden Tätigkeit, die mit dem Können bezeichnet wird, benötigt. Wie oben aufgeführt, ist ein Wissenserwerb mit den genannten Methoden durchaus denkbar. Mit diesem neuen Wissen kann somit eine Grundlage für das Lernen eines Könnens geschaffen werden.

Die Methoden sehen beide ein Vorführen des zu Lernenden vor (vgl. BAGEH 2014, S. 12). Die Teilnehmer*innen können durch die Darstellung das zu Lernende beobachten. Ein zu lernendes Können zunächst bei einer könnenden Person anzuschauen, ist für das Lernen förderlich, wie in Kapitel 2.4.2 benannt. In diesem Punkt sind beide

Methoden hilfreich für ein Lernen eines Könnens. Wie in Kapitel 2.4.2 ebenfalls erläutert, muss hierauf allerdings, aufbauend auf das Wissen und die Beobachtung, die eigene Ausführung folgen, um das Können zu erlernen. Hier unterscheiden sich beide Methoden.

Die *Ausbilderdemonstration* sieht lediglich eine eventuelle Durchführung für eine kleine Anzahl von Teilnehmer*innen vor (vgl. BAGEH 2014, S. 12). Ihnen kann demnach ein Lernen des Könnens ermöglicht werden, da, wie in Kapitel 2.4.2 erläutert, die eigene Ausführung notwendig ist, um ein Können zu erlernen. Für die anderen Teilnehmer*innen ist keine eigene Durchführung vorgesehen (vgl. ebd.). Nach den Erläuterungen in Kapitel 2.4.2 ist ihnen somit ein Lernen eines Könnens mit dieser Methode nicht möglich. Die Methode *Ausbilderdemonstration* kann somit nur den Teilnehmer*innen, die Gelegenheit zu eigener Ausführung erhalten, das Lernen eines Könnens ermöglichen. Für die anderen Personen ist diese Methode mit Blick auf die in Kapitel 2.4.2 erläuterte Bedingung der eigenen Ausführung für den Erwerb eines Könnens als ungeeignet einzuschätzen.

Die Methode *Teilnehmerübung* beinhaltet die Durchführung des Neuen durch alle Teilnehmer*innen (vgl. BAGEH 2014, S. 12). Da in dieser Methode die Lehrperson zunächst das zu Lernende praktisch darstellt (vgl. ebd.), kann dies, wie oben erwähnt, ein Beobachten ermöglichen. Ein neues Können zunächst anzusehen, ist dem Lernen eines Könnens sehr zuträglich, wie in Kapitel 2.4.2 dargestellt. Dort ist benannt, dass ein Zuschauen eine Nachahmung ermöglicht, die dann einen ersten Schritt beim Lernen eines Könnens darstellt. Die Möglichkeit der Beobachtung ist demnach ein hilfreicher Anteil dieser Methode, wenn ein Können gelernt werden soll. Die ausschlaggebende Relevanz der eigenen Tätigkeit für das Lernen eines Könnens ist in Kapitel 2.4.2 dargestellt, wie bereits oben erwähnt. Das alle Teilnehmer*innen die Möglichkeit zur eigenen Ausführung erhalten, ist daher als dem Lernen eines Könnens sehr zuträglich zu bewerten. So ist festzuhalten, dass die Methode *Teilnehmerübung* das Lernen eines Könnens für alle Teilnehmer*innen ermöglichen kann.

In der *Erste-Hilfe-Ausbildung* kommt ferner die Methode *Fallbeispiel* zum Einsatz, wie im Überblick dargestellt. Da im Papier der BAGEH keine Erläuterung niedergeschrieben ist (vgl. BAGEH 2014, S. 11 f.), kann hier keine detaillierte Bewertung erfolgen. Es ist lediglich vermerkt, dass diese Methode im praktischen Bereich Anwendung findet (vgl. ebd.). Die beispielhafte Darstellung eines Lehr-/Lernziels kann ggf. einen größeren Kontext aufzeigen. Eine solche Methode kommt dem Lernen Erwachsener entgegen, wie in Kapitel 2.3 dargestellt, und ist somit als sehr förderlich für ein Lernen zu bewerten. Diese Methode kann ferner durch diesen größeren Kontext einzelne Lehr-/Lernziele verbinden, wenn z. B. ein Unfallszenario auf diese Weise simuliert wird. So kann eine weitere Auseinandersetzung ermöglicht werden. Dies kann das Lernen eines Wissens unterstützen, wie in Kapitel 2.4.1 benannt. Für das Lernen eines Könnens kann ein Fallbeispiel ebenfalls von Vorteil sein, da es hier im Praktischen Anwendung findet. Dies kann bedeuten, dass ein zu lernendes Können erneut geübt werden kann. Die Relevanz der möglichst häufigen Übung für das Lernen eines Könnens ist in Kapitel 2.4.2 erläutert. Zudem ist es denkbar, dass ein Fallbeispiel die Teilnehmer*innen zu eigenem Erschließen und Problemlösen auffordert. Ist dies der Fall, so kommt auch dies sowohl dem Lernen, aber auch gerade dem Lernen Erwachsener sehr entgegen, wie in Kapitel 2.2 und 2.3 erläutert. Diese weitere Methode führt hier ferner zu einer Durchmischung der Methodik. Dies kann der für das Lernen so wichtigen Konzentration zum Vorteil gereichen, wie in Kapitel 2.2 benannt. So ist die Methode *Fallbeispiel*, je nach Art ihrer Ausgestaltung, als positiv für ein Lernen der Lehr-/Lernziele in der *Erste-Hilfe-Ausbildung* zu bewerten.

4.3 Lehr-/Lernziele: Erste-Hilfe-Maßnahmen

Wie in Kapitel 2.4.1 benannt, stellt ein Wissen eines Themengebietes die Kenntnis um dessen Sachinhalte und theoretische Zusammenhänge dar. In den Lehr-/Lernzielen der *Erste-Hilfe-Ausbildung* ist demnach die theoretische Kenntnis von z. B. Symptomen bestimmter Erkrankungen und die Erkennungsmerkmale verschiedener Verletzungsmuster ein Wissen, wie im Folgenden genau herausgearbeitet wird. Können bezeichnet die Fähigkeit eine bestimmte Bewegung bzw. Tätigkeit auszuführen, wie in Kapitel 2.4.2 benannt. In den Lehr-/Lernzielen der *Erste-Hilfe-Ausbildung* findet sich ein Können u. a. in der Fähigkeit Handgriffe auszuführen, wie gezeigt wird. Es kann sich bei der Ersten Hilfe hierbei um spezielle Handgriffe handeln, aber auch um solche, die aus dem Alltag bekannt sein können. Da nicht abgeschätzt werden kann, welche Tätigkeiten den Teilnehmer*innen bekannt sind, kann diese Differenzierung in der Analyse nicht berücksichtigt werden.

In den Vorgaben der BAGEH ist lediglich eine Gesamtzeitdauer des Kursformats gesetzt, keine exakte Zeit je Lehr-/Lernziel (BAGEH 2014, S. 1 ff.). Daher wird der Zeitrahmen erst im Anschluss an die Analyse der einzelnen Lehr-/Lernziele in die Analyse einbezogen. Wie Kapitel 4.1 benannt, ist für einzelne Lehr-/Lernziele keine bzw. anteilig keine Methode vorgegeben. Daher kann in diesen Fällen nur der gesetzte Zeitrahmen in die Analyse eingezogen werden. Dies erfolgt ebenfalls in der Zusammenschau.

Es ist ein übergeordnetes Lehr-/Lernziel gegeben, in dem die Befähigung zur Anwendung der Ersten Hilfe einschließlich der Berücksichtigung der eigenen Sicherheit und mit Verwendung entsprechend geeigneten Materials zum Ziel gesetzt ist (vgl. BAGEH 2014, S. 3). Alle Hilfsmaßnahmen der Ersten Hilfe beinhalten einen Anteil des Könnens, wie im Folgenden herausgearbeitet wird. Somit setzt das übergeordnete Lehr-/Lernziel das Lernen des jeweiligen Könnens voraus. Da Wissen nicht direkt zu Können führt, sondern Letzteres erlernt werden muss, wie in Kapitel 2.4.2 benannt, ist ein reiner Wissenserwerb nicht ausreichend, für die Fähigkeit, die Erste Hilfe anzuwenden. Das übergeordnete Lehr-/Lernziel kann demnach nicht mit einem reinen Wissenserwerb erlernt werden. In der folgenden Betrachtung der einzelnen Lehr-/Lernziele wird je eine Möglichkeit des Lernens mit den je gesetzten Methoden herausgearbeitet. Ist das Lernen des Könnens eines einzelnen Lehr-/Lernziels möglich, so kann das übergeordnete Lehr-/Lernziel an dieser Stelle erreicht werden. Das übergeordnete Lehr-/

Lernziel wird daher bei diesen Lehr-/Lernzielen nicht gesondert aufgeführt. An einigen Lehr-/Lernzielen zeigt sich jedoch eine Relevanz, das übergeordnete Lehr-/Lernziel mit in den Blick zu nehmen, wie je aufgeführt wird.

Zunächst ist das Lehr-/Lernziel gesetzt, die eigene Sicherheit am Notfallort im Blick zu haben (vgl. BAGEH 2014, S. 11). Im Kontext einer Notfallsituation können verschiedene Gefahren zu beachten sein (vgl. Malteser 2016, S. 19). Das in diesem Lehr-/Lernziel enthaltene Wissen besteht in der Information, dass hierauf zu achten ist und in welcher Situation welcher Art von Gefahren vorhanden sein können. Das Können kann sich hier bspw. in dem Abstellen eines Motors darstellen (vgl. ebd.). Eine Methode ist nicht genannt (vgl. BAGEH 2014, S. 11 f.). Eine Bewertung erfolgt daher in der Zusammenschau, wie eingangs benannt.

Ein weiteres Lehr-/Lernziel ist die Befähigung, professionelle Hilfe zu alarmieren (vgl. BAGEH 2014, S. 11). Hierfür sind entsprechende Rufnummern und dort zu tätigende Angaben relevant (vgl. Malteser 2016, S. 30). Das hier enthaltene Wissen stellt die Kenntnis passender Rufnummern und Angaben dar. Das Können ist hier das Vermögen, eine Rufnummer zu wählen und diese Angaben zu tätigen. Als Methode ist das *Fallbeispiel* genannt (vgl. BAGEH 2014, S. 11). Diese kann, wie in Kapitel 4.2 benannt, unter Vorbehalt bewertet, das Lernen Erwachsener durchaus ermöglichen. Somit ist das Lernen dieses Lehr-/Lernziels unter Vorbehalt möglich.

Zudem ist die Kenntnis um die Vorgehensweise bei der Bergung einer Person aus einer gefährlichen Situation als Lehr-/Lernziel gesetzt (vgl. BAGEH 2014, S. 11). Die Befähigung ist also ausgenommen, lediglich die Kenntnis ist hier Ziel. Inhaltlich bedeutet dies, die Gefährlichkeit einer Situation einzuschätzen und die Kenntnis eines speziellen Rettungsgriffs als Hilfsmaßnahme (vgl. Malteser 2016, S. 20). Das Wissen zeigt sich in der Kenntnis, dass auf Gefahren zu achten ist, in der Kenntnis der möglichen Art der Gefahren und der passenden Maßnahme. Die Anwendung des Rettungsgriffs stellt hier das Können dar. Als Methode ist die *Ausbilderdemonstration* gesetzt (vgl. BAGEH

2014, S. 11). Mit dieser Methode kann, wie in Kapitel 4.2 benannt, ein Wissen gelernt werden und ein Können bei den Teilnehmer*innen, die Gelegenheit zur Ausführung erhalten. Das Lehr-/Lernziel, das hier enthaltene Wissen zu erwerben, kann also erreicht werden. Kritisch anzumerken ist allerdings, dass nur ein Wissen als Lehr-/Lernziel gesetzt ist. Ein Wissen ist nur eine Vorstufe des Könnens, es kann das Lernen eines Könnens nicht ersetzen, wie in Kapitel 2.4.2 ausgeführt. Somit kann dieses Lehr-/Lernziel zwar erworben werden, dies führt allerdings nicht zur Anwendbarkeit in realer Situation, da das Können hier außer Acht gelassen wird. Somit kann das übergeordnete Lehr-/ Lernziel die Erste Hilfe anwenden zu können, bei dieser Hilfsmaßnahme nicht von allen Teilnehmer*innen erlernt werden.

Mit dem Lehr-/Lernziel, den Erhalt der Körperwärme betroffener Personen zu sichern, soll eine Befähigung hierzu erreicht werden (vgl. BAGEH 2014, S. 11). Dies bedeutet inhaltlich, eine Decke über oder unter eine Person zu legen (vgl. Malteser 2016, S. 179). Letzteres kann mit einer speziellen Grifftechnik erfolgen (vgl. ebd.). Es kann Material, die sog. *Rettungsdecke,* verwendet werden (vgl. Malteser 2016, S. 218). Hierin ist das Wissen enthalten, dass auf diesen sog. *Wärmeerhalt* zu achten ist und wie dies getan werden kann. Das Können findet sich in der Befähigung, eine Decke um oder – mittels besagter Grifftechnik – unter eine Person zu legen. Die Methode *Fallbeispiel* ist gesetzt (vgl. BAGEH 2014, S. 11). Wie in Kapitel 4.2 benannt, ist diese Methode unter Vorbehalt geeignet, um ein Wissen und Können zu erwerben. So kann dieses Lehr-/Lernziel mit dieser Methode erworben werden.

Es sind mehrere Lehr-/Lernziele formuliert, in denen die Befähigung zum Ziel gesetzt ist, verschiedene Verletzungen zu versorgen (vgl. BAGEH 2014, S. 11). Diese Versorgung kann je Verletzungsbild variieren (vgl. Malteser 2016, S. 216 ff.). Unterschiedliche Materialien und Techniken sind zu verwenden (vgl. ebd.). So ist in diesem Lehr-/Lernziel das Wissen enthalten, woran welches Verletzungsbild zu erkennen ist, welche Maßnahme in welcher Weise und mit welchem Material anzuwenden ist. Dies manuell anzuwenden, stellt das Können dar. Die Methode *Teilnehmerübung* kommt hier zum Einsatz (vgl. BAGEH 2014, S. 11 f.).

Diese kann, wie in Kapitel 4.2 benannt, das Lernen eines Wissens und Könnens ermöglichen. Somit sind diese Lehr-/Lernziele mittels dieser Methode erlernbar.

Ein weiteres Lehr-/Lernziel ist die Befähigung, das Bewusstsein zu überprüfen (vgl. BAGEH 2014, S. 11). Dies erfolgt durch das Ansprechen oder Berühren einer Person (vgl. Malteser 2016, S. 32). Das enthaltene Wissen zeigt sich in der Kenntnis, dass diese Überprüfung zu erfolgen hat und auf welche Weise dies erfolgen kann. Das Können bedeutet hier die Fähigkeit, eine Person anzusprechen oder zu berühren. Das Lernen soll hier mit der Methode *Teilnehmerübung* geschehen (vgl. BAGEH 2014, S. 12). Wie in Kapitel 4.2 benannt, ist diese Methode geeignet, um ein Wissen und Können zu erwerben. So ist es mit dieser Methode möglich, dieses Lehr-/Lernziel zu erlernen.

Weitere Lehr-/Lernziele sind die Kenntnisse der Risiken bei Beeinträchtigungen der Atmung und des Bewusstseins (vgl. BAGEH 2014, S. 11). Diese Irritationen können verschiedener Art sein (vgl. Malteser 2016, S. 44 f.). Diese Informationen stellen das Wissen dieses Lehr-/Lernziels dar. Ein Können ist nicht Teil des Lehr-/Lernziels. Es ist keine Methode gesetzt (vgl. BAGEH 2014, S. 11 f.). Eine Bewertung erfolgt daher in der Gesamtübersicht, wie eingangs benannt.

Zudem ist ein gesetztes Lehr-/Lernziel die Befähigung, die Atmung zu überprüfen (vgl. BAGEH 2014, S. 11). Dies ist durch einen einschrittigen Handgriff und mittels optischer, akustischer oder haptischer Wahrnehmung durchführbar (vgl. Malteser 2016, S. 47). Die Kenntnis, dass dies zu kontrollieren ist und auf welche Art dies möglich ist, stellt hier das Wissen dar. Das Können zeigt sich in der Anwendung besagten Handgriffs und in der Nutzung der Sinne. Vorgegeben ist die Methode *Teilnehmerübung* (vgl. BAGEH 2014, S. 12). Wie in Kapitel 4.2 benannt, ist diese Methode geeignet, um ein Wissen und Können zu erwerben. Dieses Lehr-/Lernziel ist demnach mit der gesetzten Methode erlernbar.

Ferner ist ein Lehr-/Lernziel die Befähigung, die *Seitenlage* anwenden zu können (vgl. BAGEH 2014, S. 11). Es handelt sich hierbei um eine mehrteilige Handlungsabfolge (vgl. Malteser 2016, S. 48). Die

Kenntnis, wann diese Maßnahme notwendig ist, ist das in diesem Lehr-/Lernziel enthaltene Wissen. Auch die Kenntnis des Ablaufs der Maßnahme gehört in den Bereich des Wissens. Die manuelle Umsetzung stellt das Können dar. Die Methode *Teilnehmerübung* ist hier vorgegeben (vgl. BAGEH 2014, S. 12). Wie in Kapitel 4.2 gezeigt, ist mit dieser Methode ein Wissen und Können erlernbar. Somit ist es mittels der gesetzten Methode möglich, das Lehr-/Lernziel zu erlernen.

Ein nächstes Lehr-/Lernziel ist die Befähigung, die *Herz-Lungen-Wiederbelebung* anwenden zu können (vgl. BAGEH 2014, S. 11). Inhaltlich stellt dies eine mehrteilige Handlungsabfolge in bestimmter Reihenfolge dar, bei der eine Grifftechnik, die jeweilige Anzahl der *Atemspende* und der *Brustkorbkompression* sowie die Ausführung Letzterer relevant sind (vgl. Malteser 2016, S. 50 f.). Bei der *Brustkorbkompression* sind mehrere Details zu beachten, dies sind Frequenz, Drucktiefe und Position am Körper (vgl. ebd. S. 52 f.). Wissen zeigt sich hier in der Information, wann diese Maßnahme zu erfolgen hat und in der Kenntnis, dass die Handlungen in bestimmter Reihenfolge zu tätigen sind. Dem Wissen ist ferner die Information über den Ablauf der Grifftechnik zuzuordnen, ebenso wie die Kenntnis der Anzahlen bei *Atemspende* und *Brustkorbkompression*. Auch die Kenntnisse der Frequenz, Drucktiefe und Position am Körper sind dem Wissen zuzuordnen. Können stellt sich hier im Vermögen dar, die Technik des benannten Griffs, der *Atemspende* und der *Brustkorbkompression* an richtiger Körperstelle und mit notwendiger Frequenz und Tiefe am Körper der betroffenen Person ausführen zu können. Die vorgegebene Methode ist die *Teilnehmerübung* (vgl. BAGEH 2014, S. 12). Mit dieser Methode kann sowohl Wissen als auch Können erlernt werden, wie in Kapitel 4.2 beschrieben. So ist es grundsätzlich möglich, dieses Lehr-/Lernziel mit der vorgegebenen Methode zu erlernen.

Als weiteres Lehr-/Lernziel ist die Kenntnis des *Automatisierten Externen Defibrillators*, kurz *AED*, vorgegeben (vgl. BAGEH 2014, S. 11). Dies ist ein technisches Hilfsmittel, welches bei der *Herz-Lungen-Wiederbelebung* unterstützend verwendet werden kann (vgl. Malteser 2016, S. 54). Nach Einschalten an einer markierten Startfläche gibt dieses Gerät detaillierte Sprachanweisungen, wie mit den dazugehörigen selbstklebenden Elektroden zu verfahren ist (vgl. ebd.). Das Wissen findet sich in der Information, das dieses Gerät existiert und wann und in welcher Weise es zu verwenden ist. Das Können stellt sich in dem manuellen Betätigen der Startfläche und dem Aufkleben der Elektroden dar. Bei diesem Lehr-/Lernziel ist die Methode *Ausbilderdemonstration* gesetzt (vgl. BAGEH 2014, S. 12). Mit dieser Methode ist es möglich, wie in Kapitel 4.2 benannt, ein Wissen zu erlernen. Der in dem Lehr-/Lernziel zum Ziel gesetzte Wissenserwerb ist demnach für alle Teilnehmer*innen möglich. Dadurch, dass lediglich ein Wissen als Lehr-/Lernziel vorgegeben ist, kann allerdings das übergeordnete Lehr-/Lernziel, die Erste Hilfe anwenden zu können, nicht erreicht werden. Wie in Kapitel 2.4.2 gezeigt, ist ein Können nur durch eigene Ausführung zu erlernen. Ein Können kann mittels der Methode *Ausbilderdemonstration* lediglich von den Teilnehmer*innen erworben werden, die Gelegenheit zur Ausführung erhalten. Um das übergeordnete Lehr-/Lernziel zu erlernen, wäre es demnach notwendig, dass alle Teilnehmer*innen Gelegenheit zur Ausführung erhalten, um so das Können zu erwerben.

Zudem ist als Lehr-/Lernziel gesetzt, über das Vorgehen bei der Abnahme eines Motorradhelmes informiert zu sein (vgl. BAGEH 2014, S. 11). Hierbei handelt es sich um eine mehrteilige Handlungsabfolge, bei der der Kopf der betroffenen Person zu stützen und der Helm durch verschiedene Griffe abzunehmen ist (vgl. Malteser 2016, S. 40). Diese Maßnahme ist in entsprechenden Notfallsituationen grundsätzlich einzusetzen und erfolgt durch zwei Ersthelfer*innen (vgl. ebd.). Das Wissen findet sich in der Information, dass ein Helm abzunehmen ist, und das dies mit zwei Personen zu erfolgen hat. Zudem ist dem Wissen die Kenntnis des Ablaufs zuzuordnen. Das Können bedeutet hier die Fähigkeit, mit den Händen einen Helm entsprechend zu bewegen und den Kopf der betroffenen Person zu stützen. Vermittelt wird dieses Lehr-/Lernziel mit der *Ausbilderdemonstration* (vgl. BAGEH 2014, S. 12). Wie eingangs benannt, ist hier die Kenntnis der Maßnahme das Ziel. Der Fokus liegt demnach auf dem Wissen. Dies kann mit dieser Methode erlernt werden, wie in Kapitel 4.2 benannt. Auch an dieser Stelle ist somit lediglich ein Wissenserwerb zum Ziel des Lernens gesetzt. Da ein Wissen nicht direkt zu einem Können führt, wie Kapitel 2.4.2 erläutert, ist so auch in diesem Fall das Erlernen des übergeordnete Lehr-/Lernziels nicht für alle Teilnehmer*innen möglich, sondern nur für die, die Gelegenheit zur Ausführung erhalten.

Als weitere Lehr-/Lernziele ist gesetzt, Irritationen der Atmung, der Gehirnfunktionen und des Herz-Kreislauf-Systems einordnen zu können (vgl. BAGEH 2014, S. 11). Es sollen demnach reine Informationen erworben werden (vgl. ebd.). Bei ausgewählten Symptomen ist auch ein Handlungsbefähigung gesetzt (vgl. ebd.). Der Übersicht halber werden diese im Anschluss betrachtet.

Eine irritierte Atmung kann sich u. a. in unregelmäßiger bzw. ausbleibender Atmung, Hautverfärbung oder Bewusstlosigkeit zeigen (vgl. Malteser 2016, S. 74). Irritationen der Gehirnfunktionen können z. B. an Kopfschmerzen, Lähmungen, Zuckungen oder gestörtem Bewusstsein festgestellt werden (vgl. ebd. S. 151 f.). Ein irritiertes Herz-Kreislauf-System kann sich u. a. durch Schmerzen, ungewöhnlichen Puls, Nervosität, Atemnot oder gestörtes Bewusstsein zeigen (vgl. ebd. S. 27, S. 84 f.). Das Wissen findet sich hier in den Informationen, an welchen Symptomen die Irritationen zu erkennen sind. Es ist keine Methode vorgegeben (vgl. BAGEH 2014, S. 11 f.). Auch ist nicht benannt, welcher Umfang an Informationen erlernt werden soll (vgl. ebd.). Eine Bewertung erfolgt daher, wie eingangs benannt, im Anschluss in der Zusammenschau.

In den folgenden Lehr-/Lernzielen ist jeweils auch das Wissen um die jeweiligen Symptome enthalten. Da dies in dem vorangegangenen Abschnitt bereits betrachtet wurde, wird es nicht wiederholt aufgeführt.

Bei Irritationen der Gehirnfunktionen durch Schlag- und Krampfanfall zur Hilfe fähig zu sein, ist ein weiteres Lehr-/Lernziel (vgl. BAGEH 2014, S. 11). Dies bedeutet bei einem Schlaganfall, die betroffene Person in eine Position mit erhöhtem Oberkörper zu bringen (vgl. Malteser 2016, S. 154). In den Lehr-/Lernzielen ist diese Lagerung als *Oberkörperhochlagerung* tituliert (vgl. BAGEH 2014, S. 12). Das Wissen zeigt sich hier in der Information, dass diese Körperhaltung hilfreich ist. Das Können dieser Maßnahme ist das Vermögen, eine Person in diese Haltung zu bringen. Mit welcher Methode das Wissen erlernt werden soll, ist nicht genannt (vgl. BAGEH 2014, S. 11). Das Können wird methodisch mit der *Teilnehmerübung* vermittelt (vgl. ebd. S. 12). Wie in Kapitel 4.2 benannt, ist diese geeignet, um Können zu erlernen. Das Können dieses Lehr-/Lernziels kann demnach mit dieser Methode erlernt werden. Das Lernen des Wissens wird mit den weiteren Lehr-/Lernzielen ohne Methodenangabe in der Zusammenschau bewertet, wie eingangs benannt.

Bei einem Krampfanfall ist die geeignete Hilfe die Überprüfung von Atmung und Bewusstsein sowie die Entfernung gefährlicher Gegenstände, an denen sich die betroffene Person verletzen kann (vgl. Malteser 2016, S. 155). Das hier enthaltene Wissen findet sich in der Information, dass auf entsprechende Gefahren der Verletzung zu achten ist und welche Hilfsmaßnahmen in einer solchen Situation zu tätigen sind. Das Können findet sich in dem Vermögen, Atmung und Bewusstsein überprüfen zu können. Beide Maßnahmen sind eigene Lehr-/Lernziele, die bereits beschrieben wurden. Eine Methode ist nicht gesetzt (vgl. BAGEH 2014, S. 11). Eine Wiederholung kann das Lernen eines Könnens fördern, wie in Kapitel 2.4.2 benannt. Somit kommt das erneute Befassen mit der Überprüfung von Atmung und Bewusstsein einem Lernen entgegen. Diese Vermittlungsweise kann demnach als positiv für das Lernen bewertet werden und das Lernen besagter Lehr-/Lernziele unterstützen.

Hilfsmaßnahmen ausführen zu können, die bei einer Atmungsirritation durch einen Fremdkörper oder durch die Erkrankung *Asthma Bronchiale* notwendig sind, ist ein nächstes Lehr-/Lernziel (vgl. BAGEH 2014, S. 11). Wird die Atmung durch einen Fremdkörper gestört, so gestaltet sich die Hilfe in einer klopfenden Bewegung am Oberkörper (vgl. Malteser 2016, 68 f.). Das Wissen zeigt sich hier in der Information, dass benanntes Klopfen helfend wirken kann. Die Kenntnis, in welcher Weise und an welcher Körperstelle dies zu tun ist, zählt ebenso zum Wissen. Das Können bezeichnet die Durchführung der klopfenden Bewegung. Als Methode ist die *Ausbilderdemonstration* gegeben (vgl. BAGEH 2014, S. 12). Wie in Kapitel 4.2 benannt, ist diese Methode für alle Teilnehmer*innen geeignet, um ein Wissen zu erwerben und diejenigen, denen auch eine Ausführung ermöglicht wird, können mit dieser Methode auch ein Können erlernen. Es ist in Kapitel 2.4.2 dargestellt, dass reines Wissen noch kein Können zur Folge hat, sondern eigenes Tun für das Lernen eines Könnens erforderlich ist. Demnach ermöglicht diese Methode nicht für alle Teilnehmer*innen das Lernen eines Könnens und so des Lehr-/Lernziels, sondern nur für diejenigen, denen eine Ausführung ermöglicht wird.

Hilfsmaßnahmen bei *Asthma Bronchiale* bedeuten, die Einnahme eines Asthmasprays und eine aufrechte Körperhaltung für die betroffene Person zu ermöglichen (vgl. Malteser 2016, S. 83). Letztere ist in den Lehr-/Lernzielen als „atemerleichternde Lagerung“ (BAGEH 2014, S. 12) bezeichnet (vgl. ebd.). Das Wissen dieses Lehr-/Lernziels findet sich in der Information, dass mit benannter Lagerungsart zu helfen ist und wie sich diese gestaltet. Auch die Kenntnis besagten Medikaments und seiner Wirksamkeit in einer solchen Situation, gehört zum Wissen in diesem Zusammenhang. Das Können bezeichnet hier die Fähigkeit, eine Person in eine bestimmte Körperhaltung zu bringen und ihr ein Asthmaspray zu reichen. Für den Wissenserwerb ist keine Methode gesetzt (vgl. BAGEH 2014, S. 11). Für das Können der Lagerungsart ist die Methode *Teilnehmerübung* vorgegeben (vgl. ebd. S. 12). Wie in Kapitel 4.2 dargestellt, kann mit dieser Methode ein Können erlernt werden. Somit ist der Erwerb des Könnens an dieser Stelle möglich. Die Chancen eines Wissenserwerbs werden im Anschluss in der Zusammenschau betrachtet.

Auch die Befähigung zu Hilfsmaßnahmen bei einem Herzinfarkt und bei einer Herz-Kreislauf-Störung durch Stromeinwirkung sind als Lehr-/Lernziel gesetzt (vgl. BAGEH 2014, S. 11). Bei einem Herzinfarkt ist die betroffene Person in eine Position mit erhöhtem Oberkörper zu bringen, um Hilfe zu leisten (vgl. Malteser 2016, S. 92). Diese Maßnahme ist ein eigenes Lehr-/Lernziel und in den Vorgaben der BAGEH als *Oberkörperhochlagerung* bezeichnet (vgl. BAGEH 2014, S. 12). Das Wissen zeigt sich in der Information, dass diese Maßnahme zu erfolgen hat und in der Kenntnis, wie sie durchzuführen ist. Das Können zeigt sich in diesem Lehr-/Lernziel in der Fähigkeit, eine Person in dieser Weise zu lagern. Die *Oberkörperhochlagerung* kommt auch im Kontext des Schlaganfalls zum Einsatz, wie dort bereits benannt. Das Können wird methodisch mit der *Teilnehmerübung* vermittelt (vgl. ebd. S. 12). Wie in Kapitel 4.2 erläutert, ist diese geeignet, um Können zu erlernen. Der Erwerb des Könnens dieses Lehr-/Lernziels ist demnach mit dieser Methode möglich. Das mehrfache Anwenden einer Hilfsmaßnahme ermöglicht zudem wiederholte Übung. Dies kann das Lernen eines Könnens fördern, wie in Kapitel 2.4.2 benannt. Für das in dem Lehr-/ Lernziel *Oberkörperhochlagerung* enthaltene Können ist diese Wiederholung demnach dem Lernen zuträglich. Somit ist diese Wiederholung für das Lernen des Könnens in diesem Lehr-/Lernziels als positiv zu bewerten. Mit welcher Methode das Wissen erlernt werden soll, ist nicht genannt (vgl. BAGEH 2014, S. 11). Die Möglichkeiten dieses Wissenserwerbs werden im Anschluss bewertet, wie eingangs benannt.

Bei einer Herz-Kreislauf-Störung durch Stromeinwirkung ist die geeignete Hilfsmaßnahme das Abschalten der Stromzufuhr und die Überprüfung von Atmung und Bewusstsein (vgl. Malteser 2016, S. 27). Das Wissen stellt sich in der Information dar, welche Hilfsmaßnahmen in welcher Weise zu tätigen sind und in der Kenntnis, dass die Stromzufuhr zu trennen ist. Das Können der Überprüfungen von Atmung und Bewusstsein sind an anderer Stelle als einzelne Lehr-/ Lernziele aufgeführt (vgl. BAGEH 2014, S. 11 f.). Wie das Wissen um die Verwendung der bereits bekannten Maßnahme methodisch erlernt werden soll, ist nicht benannt (vgl. BAGEH 2016, S. 11 f.). Inwieweit ein Wissenserwerb möglich ist, wird daher im Anschluss betrachtet. Wie schon im vorangegangenen Absatz benannt, kann auch an dieser Stelle die Wiederholung einer Hilfsmaßnahme hilfreich für ein Lernen des Könnens sein und kann so als positiv bewertet werden. Die Vorteile der Wiederholung für das Lernen eines Könnens sind in Kapitel 2.4.2 erläutert.

Als weiteres Lehr-/Lernziel ist die Fähigkeit gesetzt, Einwirkungen durch Temperatur feststellen und entsprechend hilfreich handeln zu können (vgl. BAGEH 2014, S. 11). Dies bedeutet je nach Art der Einwirkung, für Kühle oder Wärme zu sorgen, ggf. mit einer *Rettungsdecke* oder mit befeuchteten Textilien (vgl. Malteser 2016, S. 174 ff.). Bei Hitzeschäden ist es hilfreich Wasser zu reichen (vgl. ebd.). Das Wissen zeigt sich in der Kenntnis der Symptome solcher Einwirkungen. Auch gehören zum Wissen die Kenntnis der geeigneten Maßnahme, ihres Ablaufs und des geeigneten Materials. Das Können ist hier die Fähigkeit, eine Person zuzudecken bzw. befeuchte Textilien einer Person an den Körper zu legen. Eine Methode ist nicht gesetzt (vgl. BAGEH 2014, S. 11 f.). Auch hier erfolgt eine Bewertung der Lernmöglichkeiten im Anschluss.

Ferner ist die Fähigkeit, Vergiftungen festzustellen und entsprechend hilfreich handeln können, als Lehr-/Lernziel gesetzt (vgl. BAGEH 2014, S. 11). Dies heißt als Maßnahme, dafür zu sorgen, dass die betroffene Person nicht weiter dem Gift ausgesetzt ist (vgl. Malteser 2016, S. 190 ff.). Das kann das Entfernen des Giftes oder das Bergen der Person aus einem giftbelasteten Areal bedeuten (vgl. ebd.). Das enthaltene Wissen findet sich in der Kenntnis der Symptome und in der Kenntnis der geeigneten Hilfe inklusive ihres Verlaufs. Das Können stellt sich in dem Vermögen dar, ein Gift manuell zu entfernen bzw. eine Person aus einem Gefahrenbereich zu bergen. Es ist keine Methode vorgegeben (vgl. BAGEH 2014, S. 11 f.). Inwieweit ein Lernen dieses Lehr-/Lernziels möglich ist, erfolgt in der Schlussbetrachtung.

Zudem ist ein nächstes Lehr-/Lernziel, einem Schock entgegenwirken zu können (vgl. BAGEH 2014, S. 11). Dies bedeutet inhaltlich, die Beine der betroffenen Person leicht erhöht zu legen (vgl. Malteser 2016, S. 88 f.). Hier zeigt sich das Wissen in der Kenntnis der Symptome und in der Kenntnis der geeigneten Maßnahme einschließlich ihres Ablaufs. Das Können ist die Fähigkeit, mit den Händen die Beine einer Person leicht erhöht zu legen. Als Methode ist das *Fallbeispiel* gegeben (vgl. BAGEH 2014, S. 11). Sowohl Können als auch Wissen können mit dieser Methode erlernt werden, wenn sie auch nur unter Vorbehalt eingeschätzt werden kann, wie in Kapitel 4.2 benannt. Es ist demnach unter Vorbehalt als möglich einzuschätzen, dieses Lehr-/Lernziel mit dieser Methode zu erlernen.

Ein weiteres Lehr-/Lernziel ist die Kenntnis des Umgangs mit einer *Kälte-Sofort-Kompresse* (vgl. BAGEH 2014, S. 12). Es handelt sich um ein Material, das durch Einknicken eine Kühle erreicht und an bestimmte Verletzungen gehalten wird (vgl. Malteser 2016, S. 222). Hier ist ein Wissen um die Existenz dieses Materials, seine Verwendungsweise und seinen Verwendungszweck enthalten. Das Können ist hier die Fähigkeit, dieses Material einzuknicken und der betroffenen Person gegen die verletzte Körperstelle zu halten. Die Methode *Ausbilderdemonstration* ist hier gesetzt (vgl. BAGEH 2014, S. 12). Wie in Kapitel 4.2 dargestellt, können mit dieser Methode alle Teilnehmer*innen ein Wissen erlernen, und diejenigen, die auch ausführen können, erhalten damit die Möglichkeit, auch das Können zu erlernen. Somit verhindert auch bei diesem Lehr-/Lernziel die Zielsetzung eines reinen Wissenserwerbs für den Großteil der Teilnehmer*innen das Erlernen des übergeordneten Lehr-/Lernziels, die Erste Hilfe anwenden zu können.

Zwar ist an einer Vielzahl der Lehr-/Lernziele die Möglichkeit eines Lernens mit der gesetzten Methodik festgestellt worden, dies kann jedoch Einschränkungen erfahren, wie in Folgenden dargelegt wird. Für einige Lehr-/Lernziele ist keine Methode gegeben, wie je benannt. Wenn sie dadurch auch nicht einzeln zu bewerten sind, so ist doch festzuhalten, dass sie in der Summe die in Kapitel 2.2 benannte begrenzte Tagesaufnahmekapazität des Langzeitgedächtnisses überschreiten können. Ein Lernen aller Lehr-/Lernziele wäre in diesem Fall nicht möglich, da nur von Lernen gesprochen werden kann, wenn ein Abspeichern in diesem Gedächtnis erfolgt, wie in Kapitel 2.1 benannt. Der gesetzte Zeitrahmen von neun Unterrichtseinheiten an einem Tag kann in diesem Fall ein Hindernis des Lernens darstellen. Die Folge kann sein, dass nicht sämtliche Lehr-/Lernziele erlernt werden können.

In Kapitel 4.2 ist herausgearbeitet, dass die in den Methoden *Teilnehmerübung* und *Ausbilderdemonstration* enthaltene Erklärung das Lernen eines Wissens ermöglichen kann. Weiter ist dort erläutert, dass die besonders durch ausgiebige Erklärung denkbar ist. Wenn durch den Zeitrahmen von neun Unterrichtseinheiten die Erklärung je Lehr-/ Lernziel allerdings nicht allzu ausgiebig ausfallen kann, da noch weitere Themen zu bearbeiten sind, kann die Möglichkeit zu lernen erschwert sein. In Kapitel 2.4.1 ist die Relevanz der eigenen Auseinandersetzung mit zu lernendem Wissen erläutert. Es ist denkbar, dass in dem gegebenen Zeitrahmen nicht ausreichend Zeit für eine solche Auseinandersetzung je Lehr-/Lernziel möglich ist. So ist es möglich, dass nicht alle Lehr-/Lernziele erlernt werden können. Ferner ist in Kapitel 2.4.1 benannt, das große Ähnlichkeiten der neuen Lerninhalte das Lernen beeinträchtigen können. Mit Blick auf die wiederkehrenden Hilfsmaßnahmen bei je anderen Erkrankungsbildern, die oben aufgeführt sind, ist es vorstellbar, dass solche Ähnlichkeiten die Aufnahme dieses Wissens negativ beeinflussen können. Ein Lernen der betreffenden Lehr-/ Lernziele könnte erschwert sein. Kommen neue Wissensinhalte in großer Anzahl und kurzer Zeitfolge im Gehirn an, so kann es zur gegenseitigen Verdrängung kommen, wie in Kapitel 2.4.1 erläutert. In diesem Fall kann es sein, dass Wissen durch diese Verdrängung nicht erlernt werden kann und Lehr-/Lernziele somit nicht erlernt werden können. In Kapitel 2.4.1 ist ferner benannt, dass Unterbrechungen besagtem Effekt entgegenwirken können. Mit Blick auf die Anzahl der Lehr-/ Lernziel und den gegebenen Zeitrahmen ist es fraglich, ob ausreichend Gelegenheit für Unterbrechungen in Form von Pausen gegeben ist.

In Kapitel 2.2 und 2.4.1 sind die Relevanz der Konzentration für das Lernen eines Wissens und die zeitlichen Grenzen einer möglichen Fokussierung aufgeführt. Dort ist benannt, dass bereits nach einer halben Stunde die Konzentration schwinden kann und spätestens nach drei Zeitstunden eine größere Unterbrechung des Lernens sinnhaft ist, um die Konzentration nicht zu verlieren. Demnach ist eine andauernde Konzentration über einen Zeitraum von neun Unterrichtseinheiten eher unwahrscheinlich und größere Pausen sind eine Voraussetzung für erneute Konzentration. Inwieweit innerhalb eines Tages mit neun Unterrichtseinheiten Zeit für ausreichende Pausen gefunden werden kann, ist fraglich. Gelingt eine solche Pausengestaltung nicht, kann, mit

Blick auf die genannten Erläuterungen in Kapitel 2.2, die Folge sein, dass nicht über den ganzen Kurs hinweg ein ideales Lernen möglich ist und nicht alle Lehr-/Lernziele fokussiert gelernt werden können. Auch das Lernen eines Könnens kann in der Folge beeinträchtigt werden. In Kapitel 2.4.2 ist benannt, dass Können zunächst ein Wissen voraussetzt. Kann das Wissen eines Lehr-/Lernziels durch mangelnde Konzentration nicht erworben werden, so ist es denkbar, dass das Lernen des dazugehörigen Könnens ebenfalls beeinträchtigt werden kann. Hinzu kommt, dass auch das Lernen eines Könnens Konzentration benötigt, wie ebenfalls in Kapitel 2.4.2 benannt. So kann das Lernen eines Könnens der Lehr-/Lernziele beeinträchtigt sein, wenn der Zeitrahmen keine ausreichende Pausenlänge für den Erhalt der Konzentration ermöglicht, wie oben benannt.

In Kapitel 2.4.2 ist erläutert, dass beim Lernen eines Könnens wiederholtes Ausführen und Übung zu steigender Sicherheit führen kann. Mit Blick auf den Zeitrahmen und die Anzahl des zu lernenden Könnens ist es fraglich, ob je ausreichend Übungszeit für alle Teilnehmer*innen gefunden werden kann, um über die erste Stufe des Könnens hinaus zu kommen. In Kapitel 2.4.2 ist beschrieben, dass bei einer neuen Bewegungsabfolge erst nach vielfacher Wiederholung über einen längeren Zeitraum eine belastbare Sicherheit in der Ausführung zu erwarten ist. Wie in Kapitel 2.4.2 weiter benannt, ist gemäß der Stufenfolge nach Meinel und Schabel, in der ersten Stufe ein Können nur unter optimalen Bedingungen möglich. Es ist denkbar, dass in realer Situation nicht unbedingt optimale Bedingungen vorgefunden werden, unter denen dennoch Erste Hilfe zu leisten ist. Auch die in Kapitel 3 benannten negativen Gefühle können diese Bedingungen prägen. Konnte durch den Zeitrahmen das Können nur bis zur benannten ersten Stufe erworben werden und ist das Können somit lediglich unter optimalen Umständen möglich, so ist es denkbar, dass das übergeordnete Lehr-/Lernziel, die Erste Hilfe anwenden zu können, nicht erreicht wird, da dies in realer Situation auch bedeuten kann, Erste Hilfe unter nicht optimalen Bedingungen leisten zu müssen.

Die Relevanz der Gefühle ist in Kapitel 2.2 als Lernfaktor aufgeführt. Es ist dort benannt, dass negative Gefühle wie Angst und Stress das Lernen beeinträchtigen können. So ist denkbar, dass die in Kapitel 3 genannten negativen Gefühle im Kontext der Ersten Hilfe beim Lernen zum Tragen kommen und das Lernen beeinträchtigen können, wie dort ausgeführt. Dies ist besonders bei den Lehr-/Lernzielen vorstellbar, bei denen Hilfsmaßnahmen zu lernen sind, die in lebensbedrohlichen Situationen benötigt werden. So kann bspw. die in Kapitel 3 benannte Angst vor fehlerhaftem Handeln besonders bei diesen Lehr-/Lernzielen schon das Lernen negativ beeinflussen.

In Kapitel 2.3 ist die hohe Relevanz der Anschlussfähigkeit an Bekanntes insbesondere beim Lernen Erwachsener erläutert. Dies kann sich in verschiedener Weise zeigen. In Kapitel 2.4.1 ist benannt, dass die Menge ähnlichen Vorwissens einen Einfluss auf die Möglichkeit des Lernens haben kann. In Kapitel 2.4.2 ist erläutert, dass sich ein zu lernendes Können an bereits Vorhandenem orientiert. Ist demnach ein geeignetes Vorwissen und bereits erlerntes Können passend zu den Lehr-/Lernzielen bei den Teilnehmer*innen vorhanden, so kann ein Lernen leichter fallen. Haben die Teilnehmer*innen dagegen wenig derartiges Vorwissen oder erlerntes Können, so kann dies das Lernen der Lehr-/Lernziele entsprechend erschweren.

In Kapitel 2.1 und 2.2 ist benannt, dass das Gehirn neue Informationen nach individueller Relevanz prüft, und hieraus dann ggf. eine Weiterleitung an das Langzeitgedächtnis erfolgt, also etwas gelernt wird. Die Frage nach der Relevanz führt zu der Motivation der Teilnehmer*innen und da dies nicht Teil der Fragestellung ist, wird dieser Punkt nicht weiter ausgeführt. Da besagte Relevanz allerdings ein wichtiger Aspekt des Lernens ist, ist an dieser Stelle zu konstatieren, dass hiernach eine große Motivation und ein hohes persönliches Interesse ein Lernen der Lehr-/Lernziele positiv beeinflussen kann.

So ist an dieser Stelle festzuhalten, dass die analysierten Lehr-/Lernziele zwar in großer Zahl mit der je gegebenen Methode erlernt werden können, es sich aber eine ganze Reihe von Schwierigkeiten durch den Zeitrahmen zeigen, die diese Möglichkeit des Lernens wieder stark einschränken oder gar verhindern können. Auch kann das Lernen durch individuelle Faktoren beeinflusst sein, die sich in dem individuell verschiedenen bereits Erlerntem und in der je eigenen Motivation zeigen können. Zudem sind vier der gesetzten Lehr-/Lernziele zwar mittels der gegebenen Methodik zu erlernen, jedoch steht bei ihnen die Zielsetzung eines reinen Wissenserwerbs dem übergeordneten Lehr-/Lernziel, die Erste Hilfe anwenden zu können, entgegen, wie benannt wurde. Bei einem Lehr-/Lernziel kann die gesetzte Methode das Lernen nicht für alle Teilnehmer*innen ermöglichen, da nicht alle die Gelegenheit zur Ausführung erhalten.

4.4 Lehr-/Lernziel: Psychische Erste Hilfe

In der *Erste-Hilfe-Ausbildung* der BAGEH findet sich mit den „Maßnahmen zur psychischen Betreuung" (BAGEH 2014, S. 11) ein weiteres Lehr-/Lernziel (vgl. ebd.). Es ist nicht konkretisiert, welche inhaltlichen Details hier zu lernen sind (vgl. ebd.). Diese unterstützenden Maßnahmen werden im Rettungswesen meist mit dem Begriff *Psychische Erste Hilfe* bezeichnet, wie in Kapitel 1 benannt. Daher wird die Analyse daran orientiert. Inhaltlich bedeutet diese Hilfe, dass Ersthelfer*innen die Situation für betroffene Personen durch z. B. ruhige Worte und ein offenes Ohr so erträglich wie möglich gestalten (vgl. Malteser 2016, S. 15). Betroffene Personen über das weitere Vorgehen zu informieren, wird inhaltlich ebenfalls in diesem Kontext genannt (vgl. ebd.). Dieses Lehr-/Lernziel enthält das Wissen, dass auf diese Weise zu helfen ist und welche Informationen betroffene Personen unterstützen können. Das Können stellt sich in entsprechender verbaler und nonverbaler Kommunikation dar. Als Methode ist das *Fallbeispiel* gesetzt (vgl. BAGEH 2014, S. 11). Ferner ist empfohlen, die *Psychische Erste Hilfe* auch im Kontext anderer Lehr-/Lernziele zu üben (vgl. ebd.). So kann das Erlernen dieses Lehr-/Lernziels unterstützt werden, da ein Lernen in weitergehenden Zusammenhängen dem Lernen Erwachsener entgegenkommt, wie in Kapitel 2.3 benannt. Auch das wiederholte Anwenden der *Psychischen Ersten Hilfe* während des Kursformats kann ein

Lernen fördern, da so eine mehrfache Auseinandersetzung möglich ist. Die Relevanz der Auseinandersetzung für das Lernen ist in Kapitel 2.1 und 2.2 benannt. Die gesetzte Methode kann, unter Vorbehalt bewertet, wie in Kapitel 4.2 benannt, durch seine Kontextualisierung das Lernen ermöglichen.

4.5 Lehr-/Lernziel: Bereitschaft zur Hilfeleistung

Unter den Lehr-/Lernzielen ist auch die Bereitschaft zur Hilfeleistung aufgeführt (vgl. BAGEH 2014, S. 3). Es handelt sich hier demnach um eine Hilfsbereitschaft bezogen auf die Erste Hilfe, die mit der Kursteilnahme angestrebt wird. Es ist keine Methode genannt (vgl. ebd.), daher kann dieses Lehr-/Lernziel nur im Ansatz bewertet werden. Wie in Kapitel 2.4.3 erläutert, setzt sich eine Hilfsbereitschaft aus mehreren Aspekten zusammen, von denen nur ein Teil im Zusammenhang mit Einstellungen, Werten und sozialen Regeln erlernt wird. Dieser Lernprozess findet in der Sozialisation von der Kindheit an statt und verläuft über einen langen biografischen Zeitraum auf sehr ähnliche Weise wie andere Lernprozesse, wie in Kapitel 2.4.3 weiter dargestellt. Ebenso ist dort benannt, dass in diesem Lernen ein Wissen enthalten ist, welches allerdings aufgrund der in diesem Zusammenhang notwendigen eigenen Auseinandersetzung nicht über Worte vermittelt werden kann. Auch da Hilfsbereitschaft eng mit der Wertevorstellung einer Person verbunden sein kann, ist eine solche Vermittlungsweise nicht angebracht, wie in Kapitel 2.4.3 erläutert. Abschließend ist dort benannt, dass durch die Besonderheiten dieses Lernprozesses ein Lernen in einem kurzen Zeitrahmen nicht möglich ist und nur anregende Impulse denkbar sind. Die *Erste-Hilfe-Ausbildung* der BAGEH darf mit ihren neun Unterrichtseinheiten im Vergleich zu einem biografischen Lernprozess als zeitlich kurze Lernsituation gewertet werden. So kann hier festgestellt werden, dass dieses Lehr-/Lernziel in dem gesetzten Zeitraum kaum erlernbar sein kann, sondern nur als Anregungen einen bereits laufenden Lernprozess inspirieren können.

5. Alternative

Auch wenn Alternativen nicht Teil der Fragestellung der vorliegenden Arbeit sind, soll ein kurzer Blick hierauf erfolgen. Die Analyse zeigt, dass die Anzahl der Lehr-/Lernziele eine Schwierigkeit für das Lernen des Wissensinhalte sein kann. So ist eine denkbare Alternative, die Inhalte nicht an einem Tag, sondern an mehreren Tagen in kleinere Lerneinheiten einzuteilen. Letztere könnten ebenfalls dem Lernen zuträglicher gestaltet sein, wie im Folgenden für einen Wissenserwerb gezeigt wird. Eigenes Erschließen fördert das Lernen, wie in Kapitel 2.2 erläutert. Weiter ist in Kapitel 2.4.1 benannt, dass die Möglichkeit zu eigener Auseinandersetzung gegeben sein sollte, da dies das Lernen eines Wissens fördert. Es eignen sich Aufgaben, bei denen die Teilnehmer*innen sich neue Wissensinhalte selbst erschließen (vgl. Weidenmann 2008, S. 21). Hierfür bieten sich zu lösende Rätsel an (vgl. ebd. S. 18). So ist es als Alternative vorstellbar, dass in besagten kleineren Lerneinheiten die Teilnehmer*innen die Aufgabe erhalten, aus bspw. schriftlichen Unterlagen über den Ablauf einer Hilfsmaßnahme selbst Rätsel zu erstellen. Im Anschluss könnten diese Rätsel untereinander gelöst werden, so dass eine weitere Auseinandersetzung geschehen kann. Nach den Ausführungen in Kapitel 2.2 und 2.4.1 ist es denkbar, dass so das Lernen eines Wissens unterstützt werden kann.

6. Fazit

Ausgehend von der Relevanz der Ersten Hilfe und den Neuerungen der BAGEH für die Vermittlung der Ersten Hilfe wurde zunächst das Lernen betrachtet. Es wurde eine Definition des Lernens als langfristige Veränderung dargestellt und physische Prozesse wurden benannt. Mit neurobiologischen Erkenntnissen wurde dieser Ablauf dargestellt. Die Arbeitsweise des Gedächtnisses wurde herausgearbeitet. Ferner wurde die Bedeutung der Gefühle im Kontext des Lernens erläutert. Auch die Individualität der Lernprozesse wurde herausgestellt. Zudem wurde das Lernen von Bewegungen erläutert. Ferner wurden beeinflussende Faktoren des Lernens vorgestellt, so die Faktoren Konzentration und Zeit, der Grad der eigenen Auseinandersetzung, die Motivation und Gefühle. Zudem wurden Aspekte des Erwachsenenlernens benannt. Dem Lernen Erwachsener kommt das Lernen in größeren Kontexten entgegen, wie dargestellt wurde. Mit dem Lernen eines Wissens, Könnens und dem Lernen der Hilfsbereitschaft wurden verschiedene Formen differenziert. Es wurde gezeigt, dass mit dem Begriff Wissen die theoretischen Fakten eines Themenfeldes bezeichnet werden können. Ferner wurden dem Können physische Inhalte wie Bewegungen und Handlungsabläufe zugeordnet. Bei beiden Lernformen wurden die Besonderheiten des Lernens herausgearbeitet. Es wurde gezeigt, dass Wissen durch Kommunikation erlernbar ist, während das Lernen eines Könnens eigenes Tun erfordert. Die Beweggründe einer Hilfsbereitschaft und der Anteil des Lernens wurde erläutert. In einem weiteren Schritt wurde ein Blick auf das in der *Erste-Hilfe-Ausbildung* zu Lernende geworfen. Es wurde herausgearbeitet, dass die Erste Hilfe mit verschiedenen Gefühlen zumeist negativ besetzt sein kann. Eine Verbindung zu der Relevanz der Gefühle im Kontext des Lernens wurde gezogen und auf hieraus resultierende etwaige Schwierigkeiten beim Lernen der Ersten Hilfe wurde hingewiesen. Im Anschluss an diese theoretischen Erarbeitungen wurde die Analyse der *Erste-Hilfe-Ausbildung* der BAGEH mit einer Beschreibung des Kursformats eingeleitet. Es wurden die Lehr-/Lernziele, die gegebenen Methoden und der gesetzte Zeitrahmen dargestellt. Es folgte ein konkreter Blick auf die benannten Methoden *Ausbilderdemonstration*, *Teilnehmerübung* und *Fallbeispiel.* Es wurde herausgearbeitet, inwieweit mit diesen Methoden das Lernen eines Wissens und Könnens möglich ist. Mit diesen Erarbeitungen zum Potential der Methoden wurden die einzelnen Lehr-/Lernziele der *Erste-Hilfe-Ausbildung* analysiert. Hierfür wurde jedes Lehr-/Lernziel aufgeführt und das Wissen und Können wurde herausgearbeitet. Daraufhin erfolgte die Analyse, inwieweit mit der je gesetzten Methode dieses Lehr-/Lernziel erlernbar sein kann. Im Anschluss wurde der gesetzte Zeitrahmen und Aspekte des Lernens aus den vorangegangenen Kapiteln in die Analyse einbezogen. In einem weiteren Kapitel wurde eine kurze Alternative in Bezug auf Methodik und Zeitrahmen aufgeführt.

Die Analyse führte zu dem Ergebnis, dass bei einem Großteil der in der *Erste-Hilfe-Ausbildung* der BAGEH gesetzten Lehr-/Lernziele ein Lernen mit der je gegebenen Methode möglich ist. Es konnte weiter gezeigt werden, dass der gesetzte Zeitrahmen einige Einschränkungen dieser Möglichkeit bedeuten kann. So kann die Konzentration möglicherweise nicht über den gesamten Zeitraum aufrechterhalten werden und in der Folge ein Lernen beeinträchtigt sein, wie gezeigt wurde. Die Anzahl und eventuell empfundene Ähnlichkeiten der Lehr-/Lernziele können in dem gesetzten Zeitrahmen ein Hindernis des Lernens darstellen, wie erarbeitet wurde. Die Analyse zeigt ferner, dass durch den Zeitrahmen möglicherweise eine zu geringe Übungszeit möglich ist, um das Können einiger Lehr-/Lernziele sicher zu erwerben. Dies kann das Lernen des übergeordneten Lehr-/Lernziel, die Erste Hilfe anwenden zu können, beeinträchtigen, wie die Ausarbeitungen belegen. Auch wurde gezeigt, dass verschiedene Ängste Einfluss auf die an sich gegebene Möglichkeit des Lernens der Lehr-/Lernzielen haben können. Ferner wurde auf die Relevanz des bereits Erlernten und der individuellen Motivation im Hinblick auf einen Lernerfolg der Lehr-/Lernziele hingewiesen.

Des Weiteren wurde in der Analyse festgestellt, dass bei vier der gesetzten Lehr-/Lernziele die Zielsetzung des Wissenserwerbs mit der gesetzten Methode erlernbar ist, es sich aber dennoch ein Konflikt mit dem übergeordneten Lehr-/Lernziel zeigt. Dies betrifft die Lehr-/Lernziele mit dem Ziel der Kenntnis um die Bergung einer Person, der Kenntnis des Umgangs mit einem *AED*, einer *Kälte-Sofort-Kompresse* und der Kenntnis einer Helmabnahme, wie gezeigt wurde. Die Zielsetzung des Wissenserwerbs konnte mit Blick auf das übergeordnete Lehr-/Lernziel, die Erste Hilfe anwenden zu können, als problematisch herausgearbeitet werden. Das Lehr-/Lernziel, bei einer Blockade der Atemwege durch einen Fremdkörper handlungsfähig zu sein, kann mit der gesetzten Methode nicht von allen Teilnehmer*innen erlernt werden, wie dargelegt wurde. Begründet wurde dies damit, dass nicht alle die Möglichkeit zur Ausführung erhalten. Die Analyse lässt positiv erkennen, dass das Lernen des Lehr-/Lernziels *Psychische Erste Hilfe* leisten zu können, möglich sein kann, wie gezeigt wurde. Hilfsbereitschaft dagegen wird auf andere Weise erlernt und ist als Lehr-/Lernziel dringend in Frage zu stellen, wie dargelegt wurde.

Somit ist zu erkennen, dass ein Lernen der Lehr-/Lernziele der *Erste-Hilfe-Ausbildung* unter Einhaltung der Methodik größtenteils möglich ist, diese Möglichkeit allerdings eine Anzahl von Einschränkungen durch den Zeitrahmen erfahren kann. Das übergeordnete Lehr-/Lernziel, die Erste Hilfe anwenden zu können, ist bei vier Lehr-/Lernzielen aller Wahrscheinlichkeit nach nicht möglich zu erlernen. Ein Lehr-/Lernziel ist durch die gesetzte Methode nicht für alle Teilnehmer*innen zu erlernen. Das Lehr-/Lernziel der Bereitschaft zur Hilfeleistung ist in diesem Kursformat ebenfalls kaum erreichbar.

Es folgt, dass sowohl an Methodik als auch an der Zeitstruktur Verbesserungsbedarf besteht. Da die Inhalte Aufgabe der Medizin sind, kann pädagogische Forschung an diesen Faktoren keinen Einfluss nehmen. Denkbar sind allerdings Forschungen zu Kursformaten, die über einen längeren Zeitraum und in kleineren Lerneinheiten erfolgen. Ebenso kann weiterhin über eine verbesserte Methodik nachgedacht werden. Auch hier könnte weitere Forschung anschließen.

Die vorliegende Arbeit erarbeitete die Ergebnisse auf rein theoretischer Basis, dies kann Abweichungen zur Praxis möglich machen. Hier könnte weitere Forschung anschließen, die einen direkten Bezug zu realen Lernsituationen nimmt. Zudem ist die Möglichkeit eines Lernens von individuellem Vorwissen und bereits Erlerntem sowie von der individuellen Motivation abhängig, wie benannt wurde. In die vorliegende Analyse konnten benannte Faktoren nicht einfließen, da diese nicht bspw. von Teilnehmer*innen einer *Erste-Hilfe-Ausbildung* erfragt wurden. So mussten diese Faktoren trotz ihrer Relevanz unbeachtet bleiben. Um bereits Erlerntes und individuelle Motivation mit einbeziehen zu können, wäre es denkbar, entsprechende Interviews mit Teilnehmer*innen dieses Kursformats zu führen.

Die vorliegende Analyse kommt zusammenfassend zu dem Schluss, dass die *Erste-Hilfe-Ausbildung* weiterhin verbessert werden kann, sollte und muss. Die Erste Hilfe ist von hoher Relevanz und so sollte auch ihrem Lernen eine große Bedeutung beigemessen werden. Denn Erste Hilfe will gelernt sein.

7. Diskussion der Analyse im aktuellen Kontext

Aus der Analyse folgt, dass besonders an der Kursstruktur Verbesserungsbedarf besteht. Veränderte Kursformate können eine Lösung sein, die bspw. über einen längeren Zeitraum über mehrere Tage und in kleineren Lerneinheiten stattfinden. So kann je Lehr-/Lernziel mehr Zeit für die lernförderliche eigene Auseinandersetzung, Wiederholung und Übung eingeräumt werden. Auch die Anzahl der Lehr-/Lernziele pro Lerneinheit kann so verringert werden. Des Weiteren ist eine vielfältigere Methodik ratsam. Bisher sind es lediglich drei Methoden, die zur Vermittlung in Erste-Hilfe-Kursen genutzt werden sollen. Die Pädagogik hält verschiedene Unterrichtsmethoden bereit (vgl. Gugel 2011, S. 46 ff.), die differenziert ausgewählt werden können (vgl. ebd. S. 14). Welche Methoden für welches Lehr-/Lernziel geeignet sind, kann Gegenstand weiterer Forschung sein.

Die Johanniter gehen bereits einen ähnlichen Weg (vgl. Sick 2011, S. 213 ff.). Eine Aktualisierung der Methodik zeigt dort erkennbare pädagogische Qualität. Allerdings findet auch dort die *Erste-Hilfe-Ausbildung* an einem Tag mit sämtlichen Lehr-/Lernzielen statt (vgl. Sick 2011, S. 216). Trotzdem sei ein hoher Lernerfolg zu erwarten (vgl. ebd.). Es bleiben somit die Schwierigkeiten, die mit der Anzahl der Lehr-/Lernziele innerhalb von neun Unterrichtseinheiten an einem Tag zusammenhängen.

Grundsätzlich kann es hilfreich sein, bereits Kinder an die Erste Hilfe heranzuführen. Dies wurde bereits an anderer Stelle festgestellt (vgl. Burghofer et al. 2005, S. 409). Die großen deutschen Hilfsorganisationen bieten entsprechende Programme (vgl. Menzel 2011, S.123). Ein breitangelegtes Konzept, welches eine Großzahl von Kindern erreicht, z.B. über den Schulunterricht, wird in Deutschland bislang jedoch nicht umgesetzt (vgl. ebd., S. 119f.).

Dabei ist das Thema Erste Hilfe Kindern inhaltlich durchaus zuzutrauen (vgl. ebd., S. 120 f.). Neben der Kompetenz kann so die Motivation zu helfen bereits früh gesteigert und Hemmschwellen verringern werden (vgl. ebd., S. 120 f.). An das erworbene Wissen und Können kann im Erwachsenenalter angeschlossen werden kann. Breit angelegte entsprechende Lernprogramme für Kinder, Jugendliche und Erwachsene sind also in mehrfacher Weise ratsam.

Dies greift die Initiative „Wir beleben Deutschland wieder" des Deutschen Rates für Wiederbelebung auf. Das Lehr-/Lernziel *Reanimation* wird separat in einer zweistündigen Lerneinheit und jährlich wiederholend ab der 7. Klasse vermittelt (vgl. Deutscher Rat für Wiederbelebung 2021). Dieser Ansatz ist vor dem Hintergrund der vorgestellten Ergebnisse als pädagogisch sinnvoll und zielführend zu bewerten. Programme dieser Art wurden bereits an anderer Stelle als lernförderlich evaluiert (vgl. Felzen et al. 2020, S. 383 ff.).

Auch das Konzept „Juniorhelfer" des Bayrischen Roten Kreuzes (BRK) weist in die aufgezeigte, pädagogisch ratsame Richtung. Es handelt sich um ein umfangreiches, pädagogisches Konzept zur Vermittlung der Ersten Hilfe ausgerichtet für Kinder im Grundschulalter (vgl. Bayrisches Rotes Kreuz 2024). Zielrichtung dieses Unterrichtkonzeptes ist es, sog. Juniorhelfer*innen auszubilden, die in verschiedenerer Ausgestaltung im Schulalltag als Ersthelfer*innen für ihre Mitschüler*innen aktiv werden (vgl. ebd.). Gegliedert ist die Vermittlung der Themen in acht Unterrichtseinheiten (vgl. ebd.). Dies folgt der aufgezeigten Empfehlung, zu erlernende Inhalte in mehrere Abschnitte zu teilen, anstatt – wie derzeit in der *Erste-Hilfe-Ausbildung* – zahlreiche Themen an einem Kurstag zu vermitteln. Umfangreiche Unterrichtsmaterialen stehen Grundschullehrer*innen, Ausbilder*innen des BRK und weiteren interessierten pädagogisch tätigen Personen zur Verfügung (vgl. ebd.). Auch können Lehrgänge zum Konzept besucht werden (vgl. ebd.).

An diese Erfolge und Konzepte kann angeschlossen werden. Wie eingangs benannt, geht auch aus der vorgestellten Arbeit hervor, dass kürzere Lerneinheiten mit jeweils weniger Lehr-/Lernzielen sinnvoll sind.

Die Zahl der pädagogischen Verbesserungsmöglichkeiten der derzeitigen *Erste-Hilfe-Ausbildung* zeigt auf, dass der Ruf nach mangelnder Hilfsbereitschaft der Bevölkerung zu kurz greift. Vielmehr sollte zunächst die Vermittlung der Ersten Hilfe pädagogisch optimiert werden. Eine medizinisch und pädagogisch wertvolle Ausbildung in Erster Hilfe mag neben der Hilfsbereitschaft das stabilste Werkzeug sein, um in einer stressbehafteten Notsituation souverän Hilfe leisten zu können. Die vorgestellte Analyse kommt zusammenfassend zu dem Schluss, dass die *Erste-Hilfe-Ausbildung* weiterhin verbessert werden kann, sollte und muss. Eine interdisziplinäre Arbeit von Medizin, Rettungswesen und Pädagogik zeigt an dieser Stelle ihre Chancen auf und kann einen wertvollen Beitrag zur Verbesserung der Kenntnisse im Bereich der Ersten Hilfe in der Bevölkerung leisten.

Literatur- und Quellenverzeichnis

Bauer, Joachim (2009): Kleine Zellen, große Gefühle – wie Spiegelneurone funktionieren. In: Herrmann, Ulrich (Hrsg.): Neurodidaktik. Grundlagen und Vorschläge für gehirngerechtes Lehren und Lernen. 2. Aufl., Weinheim, Basel: Beltz Verlag, S. 49–57.

Bayrisches Rotes Kreuz (2024): Juniorhelfer. Siehe auch: https://jrk-bayern.de/juniorhelfer, Stand 26.06.2024

Bierhoff, Hans-Werner (2007): Prosoziales Verhalten. In: Jonas, Klaus/Stroebe, Wolfgang/Miles Hewstone (Hrsg.): Sozialpsychologie. Eine Einführung. 5., vollst. überarb. Aufl., Heidelberg: Springer Medizin Verlag, S. 295–327.

Brommenschenkel, Mark/Wischerhoff, Johannes (2011): Der Kursgestalter. Ein Praxisbuch für Erste-Hilfe-Trainer. 2., vollst. überarb. Aufl., Edewecht: Stumpf+Kossendey.

Bundesarbeitsgemeinschaft Erste Hilfe (BAGEH) (2014): Gemeinsame Grundsätze für die Aus- und Fortbildung in Erster Hilfe. Siehe auch: https://www.asb.de/application/files/8515/0384/5794/GGHO-EH-2015.pdf

Bundesministerium der Justiz und für Verbraucherschutz (2018): Strafgesetzbuch (StGB). § 323c Unterlassene Hilfeleistung; Behinderung von hilfeleistenden Personen. Siehe auch: https://www.gesetze-im-internet.de/stgb/__323c.html, Stand 27.05.2024

Bundesministerium der Justiz und für Verbraucherschutz (2018): Verordnung über die Zulassung von Personen zum Straßenverkehr (Fahrerlaubnis-Verordnung – FeV). §19 Schulung in Erster Hilfe. Siehe auch: https://www.gesetze-im-internet.de/fev_2010/__19.html, Stand 27.05.2024

Deutsche Gesetzliche Unfallversicherung (DGUV) (2015): Revision der Ersten Hilfe Aus- und Fortbildung. Siehe auch: http://www.dguv.de/medien/fb-erstehilfe/de/documents/revision.pdf

Deutscher Rat für Wiederbelebung GRC (2021): Initiative *Wir beleben Deutschland wieder*. Siehe auch: https://ichrettedeinleben.de/, Stand 26.06.2024

Deutsches Ärzteblatt (2017): Erste Hilfe: Laien sollten ihre Kenntnisse verbessern. Siehe auch: https://www.aerzteblatt.de/nachrichten/76601/Erste-Hilfe-Laien-sollten-Kenntnisse-verbessern, Stand: 27.05.2024

Deutsches Rotes Kreuz (2015): Ab 1. April neue Regeln für die Erste-Hilfe-Ausbildung. Siehe auch: https://www.drk.de/presse/pressemitteilungen/meldung/ab-1-april-neue-regeln-fuer-die-erste-hilfe-ausbildung/, Stand 27.05.2024

Felzen, Marc/Schröder, Hanna/Beckers, Stefan K./Böttiger, Bernd W./Rott; Nadine/Koch-Schultze, Ruth/Wingen, Sabine/Meißner, Andreas/Santowski, Iris/Picker, Olaf/Rahe-Meyer, Niels/Dumcke, Rico/Wegner, Claas/van Aken, Hugo/Gottschalk, Antje/Weber, Oliver/Rossaint, Rolf (2021): Evaluation des Projekts zur Einführung von Laienreanimation an Schulen in Nordrhein-Westfalen. In: Der Anaesthesist. Zeitschrift für Anästhesie, Intensivmedizin, Notfall- und Katastrophenmedizin, Schmerztherapie, Band 70, Heft 5 – 2021, S. 383–391.

Göhlich, Michael/Wulf, Christoph/Zirfas, Jörg (2007): Pädagogische Zugänge zum Lernen. In: Göhlich, Michael/Wulf, Christoph/Zirfas, Jörg (Hrsg.): Pädagogische Theorien des Lernens. Weinheim, Basel: Beltz Verlag, S. 7–19.

Göhlich, Michael/Zirfas, Jörg (2007): Lernen. Ein pädagogischer Begriff. Stuttgart: Verlag W. Kohlhammer.

Gugel, Günther (2011): 2000 Methoden für Schule und Lehrerbildung. Das Große Methoden-Manual für aktivierenden Unterricht. 1., überarb. Aufl., Weinheim, Basel: Beltz Verlag.

Haddock, Geoffrey/Maio, Gregory R. (2007): Einstellungen: Inhalt, Struktur und Funktionen. In: Jonas, Klaus/Stroebe, Wolfgang/Miles Hewstone (Hrsg.): Sozialpsychologie. Eine Einführung. 5., vollst. überarb. Aufl., Heidelberg: Springer Medizin Verlag, S. 187–223.

Humer, Markus (2014): Bewegungslernen in Prävention, Training, Therapie und Rehabilitation. Erkenntnisse aus der Motorikforschung zur Steigerung der Effizienz im motorischen Lernen. Reihe Motorik Band 32. Schorndorf: Hofmann-Verlag.

Illeris, Knud (2010): Lernen verstehen. Bedingungen erfolgreichen Lernens. Deutsches Institut für Erwachsenenbildung (DIE). Bad Heilbrunn: Verlag Julius Klinkhardt.

Karutz, Harald (2011): Einführung. In: Karutz, Harald (Hrsg.): Notfallpädagogik. Konzepte und Ideen. Edewecht: Stumpf+Kossendey, S. 11–21.

Karutz, Harald (2011): Notfallpädagogik für Erwachsene. Grundzüge von notfallbezogenem Unterricht. In: Karutz, Harald (Hrsg.): Notfallpädagogik. Konzepte und Ideen. Edewecht: Stumpf+Kossendey, S. 199–207.

Karutz, Harald (2011): Notfallpädagogik für Kinder und Jugendliche. Grundzüge von notfallbezogenem Unterricht. In: Karutz, Harald (Hrsg.): Notfallpädagogik. Konzepte und Ideen. Edewecht: Stumpf+Kossendey, S. 59–89.

Karutz, Harald (2011): Theorie. In: Karutz, Harald (Hrsg.): Notfallpädagogik. Konzepte und Ideen. Edewecht: Stumpf+Kossendey, S. 23–54.

Keysers, Christian (2013): Unser empathisches Gehirn. Warum wir verstehen, was andere fühlen. 2. Aufl., München: C. Bertelsmann Verlag.

Kiesel, Andrea/Koch, Iring (2012): Lernen. Grundlagen der Lernpsychologie. Wiesbaden: VS Verlag für Sozialwissenschaften.

Koch, Lutz (2015): Lehren und Lernen. Wege zum Wissen. Paderborn: Ferdinand Schöningh.

Köhnlein, Edzard/Weller, Siegfried (Hrsg.) (2004): Erste Hilfe. 10., aktual. Aufl., Stuttgart: Georg Thieme Verlag.

Krämer, Tanja (2011): Der bewegte Mensch. Projekt dasGehirn.info. Neurowissenschaftliche Gesellschaft/Gemeinnützige Hertie Stiftung/ZKM Zentrum für Kunst und Medientechnologie Karlsruhe. Siehe auch: https://www.dasgehirn.info/handeln/motorik/der-bewegte-mensch, Stand 27.05.2024

Kullmann, Heide-Marie/Seidel, Eva (2005): Lernen und Gedächtnis im Erwachsenenalter. Reihe Perspektive Praxis Deutsches Institut für Erwachsenenbildung (DIE). 3., aktual. Aufl., Bielefeld: W. Bertelsmann Verlag.

Lermen, Markus (2010): Art. Lehr-/Lernziele. In: Arnold, Rolf/Nolda, Sigrid/Nuissl, Ekkehard (Hrsg.): Wörterbuch Erwachsenenbildung. 2., überarb. Aufl., Bad Heilbrunn: Verlag Julius Klinkhardt, S. 187–189.

Malteser (2016): Erste-Hilfe-Handbuch. Wissen – Ratschläge – Selbsthilfe. 2., aktual. Aufl., München: Dorling Kindersley Verlag.

Mandl, Heinz/Gruber, Hans (2010): Art. Gedächtnis. In: Arnold, Rolf/Nolda, Sigrid/Nuissl, Ekkehard (Hrsg.): Wörterbuch Erwachsenenbildung. 2., überarb. Aufl., Bad Heilbrunn: Verlag Julius Klinkhardt, S. 122–123.

Meier-Gantenbein, Karl F./Späth, Thomas (2012): Handbuch Bildung, Training und Beratung. Zwölf Konzepte der professionellen Erwachsenenbildung. 2., überarb. u. erw. Aufl., Weinheim, Basel: Beltz Verlag.

Menzel, Lars (2011): Heranführung an die Erste Hilfe. In: Karutz, Harald (Hrsg.): Notfallpädagogik. Konzepte und Ideen. Edewecht: Stumpf+Kossendey, S. 119–131.

Nees, Kerstin (2018): Große Forscher und Forscherinnen von der Förde: Johann Friedrich August von Esmarch. Siehe auch: https://www.uni-kiel.de/grosse-forscher/index.php?nid=esmarch, Stand 27.05.2024

Osterath, Brigitte (2011): Mit Taktik zum Ziel – Die Bewegungsplanung. Projekt dasGehirn.info. Neurowissenschaftliche Gesellschaft/Gemeinnützige Hertie Stiftung/ZKM Zentrum für Kunst und Medientechnologie Karlsruhe. Siehe auch: https://www.dasgehirn.info/handeln/motorik/mit-taktik-zum-ziel-die-bewegungsplanung, Stand 27.05.2024

Quilling, Eike/Nicolini, Hans J. (2007): Erfolgreiche Seminargestaltung. Strategien und Methoden in der Erwachsenenbildung. Wiesbaden: VS Verlag für Sozialwissenschaften.

Scheunpflug, Annette (2001): Biologische Grundlagen des Lernens. Berlin: Cornelsen Scriptor.

Schirp, Heinz (2009): Wie „lernt“ unser Gehirn Werte und Orientierungen? In: Herrmann, Ulrich (Hrsg.): Neurodidaktik. Grundlagen und Vorschläge für gehirngerechtes Lehren und Lernen. 2. Aufl., Weinheim, Basel: Beltz Verlag, S. 246–259.

Schneider, Volker (2013): Gesundheitspädagogik. Einführung in Theorie und Praxis. Reihe Pädagogik, Band 50. Freiburg: Centaurus Verlag.

Sick, Ralf (2011): Erste-Hilfe-Ausbildung. In: Karutz, Harald (Hrsg.): Notfallpädagogik. Konzepte und Ideen. Edewecht: Stumpf+Kossendey, S. 208–229.

Siebert, Horst (2010): Art. Lernen. In: Arnold, Rolf/Nolda, Sigrid/Nuissl, Ekkehard (Hrsg.): Wörterbuch Erwachsenenbildung. 2., überarb. Aufl., Bad Heilbrunn: Verlag Julius Klinkhardt, S. 190–192.

Späth, Thomas/Seiter, Christian (2012): Hirnforschung: Gebrauchsanleitung für das menschliche Gehirn. Die wichtigsten Erkenntnisse der Hirnforschung. In: Meier-Gantenbein, Karl F./Späth, Thomas: Handbuch Bildung, Training und Beratung. Zwölf Konzepte der professionellen Erwachsenenbildung. 2., überarb. u. erw. Aufl., Weinheim, Basel: Beltz Verlag, S. 39–70.

Spitzer, Manfred (2011): Lernen. Gehirnforschung und die Schule des Lebens. Nachdr. Heidelberg: Spektrum Akademischer Verlag.

Stangl, Werner (2018): Art. Ekel. Online Lexikon für Psychologie und Pädagogik. Siehe auch: http://lexikon.stangl.eu/10426/ekel/, Stand 27.05.2024

Treml, Alfred K. (2004): Art. Lernen. In: Krüger, Heinz-Herrmann/Grunert, Cathleen (Hrsg.): Wörterbuch Erziehungswissenschaft. Wiesbaden: VS Verlag für Sozialwissenschaften, S. 292–296.

Weidenmann, Bernd (2008): Handbuch Active Training. Die besten Methoden für lebendige Seminare. 2., erw. Aufl., Weinheim, Basel: Beltz Verlag.

Winkler, B. E./Henssler, J./Piepho, T./Georgieff, M./Muth, C.-M./Dinse-Lambracht, A. (2014): Laienreanimation nach kürzlich durchgeführtem Erste-Hilfe-Kurs. Zeit zum Umdenken? In: Notfall + Rettungsmedizin. Zeitschrift für präklinische und innerklinische Notfallmedizin, Band 17, Heft 8 – 2014, S. 684–689. Siehe auch: https://link.springer.com/article/10.1007/s10049-014-1940-x, Stand 27.05.2024

Anhang

Tabellarische Darstellung der lerntheoretischen Analyse

Lehr-/Lernziel	Lerninhalte	Wissen	Können	Methode	Bewertung
Eigene Sicherheit[7]	Eigene Sicherheit und mögliche Gefahren beachten[8]	– Kenntnis, dass auf eigene Sicherheit zu achten ist – Kenntnis, in welcher Situation welcher Art von Gefahren vorhanden sein können	– bspw. Motor abstellen[9]	nicht benannt[10]	– Bewertung erfolgt in Zusammenschau
Notruf absetzen[11]	Rufnummer 112 und relevante Angaben zum Notfall[12]	– Kenntnis passender Rufnummer und Angaben	– Rufnummer wählen – Angaben tätigen	*Fallbeispiel*[13]	– Lernen des Lehr-/Lernziels möglich
Kenntnis um die Vorgehensweise bei der Bergung aus gefährlicher Situation[14]	Gefahren der Situation einschätzen und Rettungsgriff (*Rautek-Rettungsgriff*)[15]	– Kenntnis, dass auf Gefahren zu achten ist – Kenntnis möglicher Arten der Gefahren – Kenntnis passender Maßnahme	– Rettungsgriff	*Ausbilderdemonstration*[16]	– Lernen des Wissens möglich – Lernen des Könnens möglich für die an der *Ausbilderdemonstration* beteiligten Teilnehmer*innen

7 Vgl. BAGEH 2014, S. 11.
8 Vgl. Malteser 2016, S. 19.
9 Vgl. Malteser 2016, S. 19.
10 Vgl. BAGEH 2014, S. 11 f.
11 Vgl. BAGEH 2014, S. 11.
12 VG. Malteser 2016, S. 30.
13 Vgl. BAGEH 2014, S. 11.
14 Vgl. BAGEH 2014, S. 11.
15 Vgl. Malteser 2016, S. 20.
16 Vgl. Malteser 2016, S. 20.

Lehr-/Lernziel	Lerninhalte	Wissen	Können	Methode	Bewertung
					– **Kritisch:** Können wird nicht zum Ziel gesetzt.[17] – **Kritisch:** Übergeordnetes Lehr-/Lernziel, Erste Hilfe anwenden zu können, nicht für alle Teilnehmer*innen erreichbar
Erhalt der Körperwärme[18]	Decke o.ä. über oder unter eine Person legen[19]	– Kenntnis, dass auf Erhalt der Körperwärme zu achten ist – Kenntnis der Umsetzung	– Decke o.ä. um eine Person legen bzw. mittels Grifftechnik unter eine Person legen	*Fallbeispiel*[20]	– Lernen des Lehr-/Lernziels möglich
Versorgung von bestimmten Verletzungen[21]	„Wundversorgung mit vorhandenen Verbandmitteln durchführen und bei Besonderheiten (Fremdkörper in Wunden,	– Kenntnis der Verletzungsbilder – Kenntnis entsprechender	– Manuelle Umsetzung der Maßnahmen	*Teilnehmerübung*[23]	– Lernen der Lehr-/Lernziele möglich

17 Vgl. BAGEH 2014, S. 11
18 Vgl. BAGEH 2014, S. 11.
19 Vgl. Malteser 2016, S. 179.
20 Vgl. BAGEH 2014, S. 11.
21 Vgl. BAGEH 2014, S. 11.

Lehr-/Lernziel	Lerninhalte	Wissen	Können	Methode	Bewertung
	Nasenbluten, Amputationsverletzungen, Verbrennungen, Verätzungen) die ggf. notwendigen ergänzenden Maßnahmen ergreifen können – bedrohliche Blutungen erkennen und entsprechende Maßnahmen durchführen können – Maßnahmen bei Knochenbrüchen und Gelenkverletzungen durchführen können“[22]	Maßnahmen – Kenntnis des je geeigneten Verbandsmaterials			
Bewusstsein überprüfen[24]	Person ansprechen, ggf. berühren[25]	– Kenntnis der Notwendigkeit der Überprüfung des Bewusstseins – Kenntnis der Umsetzung	– Person ansprechen, ggf. berühren	*Teilnehmerübung*[26]	– Lernen des Lehr-/Lernziels möglich
Kenntnisse der Risiken bei Be-	Verschiedene Risiken möglich,	– Kenntnis der Risiken	– nicht vorhanden	nicht benannt[29]	– Bewertung erfolgt in

22 BAGEH 2014, S. 11.
23 Vgl. BAGEH 2014, S. 11 f.
24 Vgl. BAGEH 2014, S. 11.
25 Vgl. Malteser 2016, S. 32.
26 Vgl. BAGEH 2014, S. 12.

Lehr-/Lernziel	Lerninhalte	Wissen	Können	Methode	Bewertung
einträchtigungen der Atmung und des Bewusstseins[27]	bspw. Ersticken oder zu geringe Sauerstoffzufuhr durch blockierte Atemwege[28]				Zusammenschau
Atmung überprüfen[30]	Handgriff und optisch, akustisch oder haptisch Atmung wahrnehmen[31]	– Kenntnis der Notwendigkeit der Überprüfung der Atmung – Kenntnis der Umsetzung	– Besonderer Handgriff[32] – Nutzung der Sinne (optischer, akustischer und haptischer Sinn[33])	*Teilnehmerübung*[34]	– Lernen des Lehr-/Lernziels möglich
Seitenlage anwenden[35]	Mehrteilige Handlungsabfolge[36]	– Kenntnis, wann *Seitenlage* anzuwenden ist – Kenntnis der Umsetzung	– Manuelle Umsetzung der *Seitenlage*	*Teilnehmerübung*[37]	– Lernen des Lehr-/Lernziels möglich
Herz-Lungen-Wiederbelebung anwenden[38]	Mehrteilige Handlungsabfolge in bestimmter Reihenfolge inkl. Grifftechnik zur Überstreckung des Kopfes, inkl. bestimmten Anzahlen von Atemspenden	– Kenntnis, wann *Herz-Lungen-Wiederbelebung* anzuwenden ist – Kenntnis der Handlungsreihenfolge – Kenntnis der Grifftechnik	– Grifftechnik ausführen – *Atemspende* ausführen – *Brustkorbkompression* mit der korrekten Frequenz und Drucktiefe ausführen	*Teilnehmerübung*[40]	– Lernen des Lehr-/Lernziels möglich

27 Vgl. BAGEH 2014, S. 11.
28 Vgl. Malteser 2016, S. 44 f.
29 Vgl. BAGEH 2014, S. 11
30 Vgl. BAGEH 2014, S. 11.
31 Vgl. Malteser 2016, S. 47.
32 Vgl. Malteser 2016, S. 47.
33 Vgl. Malteser 2016, S. 47.
34 Vgl. BAGEH 2014, S. 12.
35 Vgl. BAGEH 2014, S. 11.
36 Vgl. Malteser 2016, S. 48.

Lehr-/Lernziel	Lerninhalte	Wissen	Können	Methode	Bewertung
	und Brustkorb-kompressionen[39]	– Kenntnis der Anzahlen von *Atemspenden* und *Brustkorbkompressionen* – Kenntnis der Frequenz, Drucktiefe und Position am Körper der *Brustkorbkompression*			
Kenntnis des AED[41]	AED für *Automatisierter Externer Defibrillator*, Technisches Hilfsmittel zur Unterstützung bei *Herz-Lungen-Wiederbelebung*[42]	– Kenntnis der Existenz des Gerätes – Kenntnis, wann und wie der AED zu verwenden ist	– Manuelles Betätigen der Startfläche – Aufkleben der Elektroden	*Ausbilderdemonstration*[43]	– Lernen des Wissens möglich – Lernen des Könnens möglich für die an der *Ausbilderdemonstration* beteiligten Teilnehmer*innen – **Kritisch:** Können wird nicht zum Ziel gesetzt.[44]

37 Vgl. BAGEH 2014, S. 12.
38 Vgl. BAGEH 2014, S. 11.
39 Vgl. Malteser 2016, S. 50 f.
40 Vgl. BAGEH 2014, S. 12.
41 Vgl. BAGEH 2014, S. 11.
42 Vgl. Malteser 2016, S. 54.
43 Vgl. BAGEH 2014, S. 12.
44 Vgl. BAGEH 2014, S. 11.

Lehr-/Lernziel	Lerninhalte	Wissen	Können	Methode	Bewertung
					– **Kritisch:** Übergeordnetes Lehr-/Lernziel, Erste Hilfe anwenden zu können, nicht für alle Teilnehmer*innen erreichbar
Kenntnis über Abnahme eines Motorradhelmes[45]	Mehrteilige Handlungsabfolge: Kopf ist zu stützen und Helm durch verschiedene Griffe abzunehmen[46]	– Kenntnis, dass der Helm abzunehmen ist – Kenntnis des Ablaufes der Helmabnahme	– Helm entsprechend manuell bewegen und Kopf des Betroffenen manuell stützen	*Ausbilderdemonstration*[47]	– Lernen des Wissens möglich – Lernen des Könnens möglich für die an der *Ausbilderdemonstration* beteiligten Teilnehmer*innen – **Kritisch:** Können wird nicht zum Ziel gesetzt.[48] – **Kritisch:** Übergeordnetes Lehr-/Lernziel, Erste Hilfe an-

45 Vgl. BAGEH 2014, S. 11.
46 Vgl. Malteser 2016, S. 40.
47 Vgl. BAGEH 2014, S. 12.
48 Vgl. BAGEH 2014, S. 11.

Lehr-/Lernziel	Lerninhalte	Wissen	Können	Methode	Bewertung
					wenden zu können, nicht für alle Teilnehmer*innen erreichbar
Irritationen der Atmung, Gehirnfunktion und Herz-Kreislauf-Systems einordnen, bei ausgewählten Symptomen auch Handlungsbefähigung zu helfen[49]	Atmung: u.a. ausbleibende Atmung, Bewusstlosigkeit[50] Gehirnfunktion: u.a. Kopfschmerzen, Zuckungen, halbseitige Lähmungen[51] Herz-Kreislauf-System: u.a. Schmerzen, ungewöhnlicher Puls[52]	– Symptome jeweils erkennen	– Nur bei einzelnen Symptomen, siehe folgende Tabellenpunkte	Nicht benannt[53]	– Bewertung erfolgt in Zusammenschau
Schlaganfall erkennen und helfen können[54]	Symptome z.B. halbseitige Lähmungen, Kopfschmerzen[55] Maßnahme: *Oberkörperhochlagerung*[56]	– Kenntnis der Symptome – Kenntnis der geeigneten Hilfsmaßnahme	– Person in eine bestimmte Körperhaltung bringen	Wissen: nicht benannt[57] Können: *Teilnehmerübung*[58]	– Lernen des Könnens möglich – Bewertung der Möglichkeit, das Wissen zu erlernen, erfolgt in Zusammenschau

49 Vgl. BAGEH 2014, S. 11.
50 Vgl. Malteser 2016, S. 74.
51 Vgl. Malteser 2016, S. 151 f.
52 Vgl. Malteser 2016, S. 27, S. 84 f.
53 Vgl. BAGEH 2014, S. 11.
54 Vgl. BAGEH 2014, S. 11.
55 Vgl. Malteser 2016, S. 154 f.
56 Vgl. Malteser 2016, S. 154.
57 Vgl. BAGEH 2014, S. 11.
58 Vgl. BAGEH 2014, S. 12.

Lehr-/Lernziel	Lerninhalte	Wissen	Können	Methode	Bewertung
Krampfanfall erkennen und helfen können[59]	Symptome z.B. Zuckungen[60] Maßnahmen: Atmung und Bewusstsein überprüfen, gefährdende Gegenstände entfernen[61]	– Kenntnis der Symptome – Kenntnis der geeigneten Hilfsmaßnahmen	– Atmung und Bewusstsein prüfen können – Gefährdende Gegenstände entfernen	Nicht benannt[62]	– Atmung und Bewusstsein kontrollieren sind beides eigene Lehr-/Lernziele[63] – **Wiederholung dieser Lehr-/Lernziele kann Lernen fördern**
Hilfsmaßnahme bei durch Fremdkörper gestörter Atmung ausführen können[64]	Symptome z.B. „plötzlich einsetzende Atemnot, Husten und pfeifendes Atemgeräusch“[65] Maßnahme: klopfende Bewegung am Oberkörper[66]	– Kenntnis der Symptome – Kenntnis der geeigneten Hilfsmaßnahmen	– Hilfsmaßnahme durchführen manuell können	*Ausbilderdemonstration*[67]	– Lernen des Wissens möglich – Lernen des Könnens möglich für die an der *Ausbilderdemonstration* beteiligten Teilnehmer*innen – **Kritisch:** Übergeordnetes Lehr-/Lernziel, Erste Hilfe anwenden zu können, nicht für alle

59 Vgl. BAGEH 2014, S. 11.
60 Vgl. Malteser 2014, S. 155
61 Vgl. Malteser 2016, 155.
62 Vgl. BAGEH 2014, S. 11.
63 Vgl. BAGEH 2014, S. 11.
64 Vgl. BAGEH 2014, S.11.
65 Vgl. Malteser 2016, S. 266.
66 Vgl. Malteser 2016, S. 68 f.
67 Vgl. BAGEH 2014, S. 12.

Lehr-/Lernziel	Lerninhalte	Wissen	Können	Methode	Bewertung
					Teilnehmer*innen erreichbar
Hilfsmaßnahmen bei durch *Asthma Bronchiale* gestörter Atmung ausführen können[68]	Symptome z.B. „pfeifendes, keuchendes Atemgeräusch, verlangsamte Ausatemphase“[69] Maßnahme: Einnahme eines Asthmasprays und aufrechte Körperhaltung ermöglichen[70]	– Kenntnis der Symptome – Kenntnis der geeigneten Hilfsmaßnahmen – Kenntnis der Existenz besagter Medikamente	– Person in bestimmte Körperhaltung bringen – Asthmaspray anreichen	Wissen lernen: *nicht benannt*[71] Können lernen der Lagerungsart: *Teilnehmerübung*[72]	– Lernen des Könnens des Lehr-/Lernziels möglich – Chancen des Wissenserwerbs wird in Zusammenschau bewertet
Befähigung zu Hilfsmaßnahmen bei Herzinfarkt[73]	Symptome z.B. Brustschmerz, bei Frauen auch Schmerzen im Bauchbereich[74] Maßnahme: *Oberkörperhochlagerung*[75]	– Kenntnis der Symptome – Kenntnis der geeigneten Hilfsmaßnahmen	– Person in bestimmte Körperhaltung bringen	Wissen lernen: *nicht benannt*[76] Können lernen der Lagerungsart: *Teilnehmerübung*[77]	– Lernen des Könnens des Lehr-/Lernziels möglich – **Wiederholung der *Oberkörperhochlagerung* kann Lernen fördern** – Chancen des Wissenserwerbs wird in Zusam-

68 Vgl. BAGEH 2014, S. 11.
69 Vgl. Malteser 2016, S. 268.
70 Vgl. Malteser 2016, S. 83.
71 Vgl. BAGEH 2014, S. 11.
72 Vgl. BAGEH 2014, S. 12.
73 Vgl. BAGEH 2014, S. 11.
74 Vgl. Malteser 2016, S. 268.
75 Vgl. Malteser 2016, S. 92.
76 Vgl. BAGEH 2014, S. 11.
77 Vgl. BAGEH 2014, S. 12.

Lehr-/Lernziel	Lerninhalte	Wissen	Können	Methode	Bewertung
					menschau bewertet
Befähigung zu Hilfsmaßnahmen bei Herz-Kreislauf-Störung durch Stromeinwirkung[78]	Symptome z.B. Bewusstlosigkeit, Verbrennungen[79] Maßnahmen: Abschalten der Stromzufuhr, Atmung und Bewusstsein überprüfen[80]	– Kenntnis der Symptome – Kenntnis der geeigneten Hilfsmaßnahmen	– Atmung und Bewusstsein prüfen können – Strom abstellen	Wissen lernen: nicht benannt[81] Können: Eigenes Lehr-/Lernziel an anderer Stelle, Methode dort: *Teilnehmerübung*[82]	– Lernen des Könnens des Lehr-/Lernziels möglich – **Wiederholung kann Lernen fördern** – Chancen des Wissenserwerbs wird in Zusammenschau bewertet
Einwirkung durch Temperatur feststellen und hilfreich handeln können[83]	Symptome z.B. bei Wärmeeinwirkung: Kopfschmerzen, Übelkeit; Bei Kälteeinwirkung: Zittern, Blässe[84] Maßnahmen: Für Kühle bzw. Wärme sorgen, ggf. mit Material (*Rettungsdecke*), ggf. Wasser reichen[85]	– Kenntnis der Symptome – Kenntnis der geeigneten Hilfsmaßnahmen und Materialien	– Person mit wärmendem bzw. kühlendem Material bedecken – Wasser anreichen	nicht benannt[86]	– Bewertung erfolgt in Zusammenschau

78 Vgl. BAGEH 2014, S. 11.
79 Vgl. Malteser 2016, S. 169.
80 Vgl. Malteser 2016, S. 27.
81 Vgl. BAGEH 2014, S. 11.
82 Vgl. BAGEH 2014, S. 11 f.
83 Vgl. BAGEH 2014, S. 11.
84 Vgl. Malteser 2016, S. 177 f.
85 Vgl. Malteser 2016, S. 174 ff.
86 Vgl. BAGEH 2014, S. 11 f.

Lehr-/Lernziel	Lerninhalte	Wissen	Können	Methode	Bewertung
Vergiftungen feststellen und hilfreich handeln können[87]	Symptome z.B. „Übelkeit, Erbrechen, Durchfall“[88] Maßnahmen: Gift entfernen oder Person aus giftbelastetem Areal herausholen[89]	– Kenntnis der Symptome – Kenntnis der geeigneten Hilfsmaßnahmen	– Gift manuell entfernen bzw. Person aus Gefahrenbereich holen können	nicht benannt[90]	– Bewertung erfolgt in Zusammenschau
Schock entgegenwirken können[91]	Symptome: z.B. Blässe, kalter Schweiß[92] Maßnahme *Schocklage*: Beine erhöht legen[93]	– Kenntnis der Symptome – Kenntnis der geeigneten Hilfsmaßnahme	– Beine einer Person hochlegen können	*Fallbeispiel*[94]	– Lernen des Lehr-/Lernziels möglich
Umgang mit *Kälte-Sofort-Kompresse*[95]	Material zur Kühlung bei z.B. Prellungen: Durch Einknicken entsteht Kühle[96]	– Kenntnis der Existenz dieses Materials – Kenntnis der Verwendungsweise und des Verwendungszwecks	– Material einknicken – Material an Verletzung halten	*Ausbilderdemonstration*[97]	– Lernen des Wissens möglich – Lernen des Könnens möglich für die an der *Ausbilderdemonstration* beteiligten Teilnehmer*innen – **Kritisch:** Übergeordnetes Lehr-/

87 Vgl. BAGEH 2014, S. 11.
88 Vgl. Malteser 2016, S. 193.
89 Vgl. Malteser 2016, S. 190 ff.
90 Vgl. BAGEH 2014, S. 11 f.
91 Vgl. BAGEH 2014, S. 11.
92 Vgl. Malteser 2016, S. 88.
93 Vgl. Malteser 2016, S. 88 f.
94 Vgl. BAGEH 2014, S. 11.
95 Vgl. BAGEH 2014, S. 12.
96 Vgl. Malteser 2016, S. 222.

Lehr-/Lernziel	Lerninhalte	Wissen	Können	Methode	Bewertung
					Lernziel, Erste Hilfe anwenden zu können, nicht für alle Teilnehmer*innen erreichbar

97 Vgl. BAGEH 2014, S. 12.

Zusammenschau der Lehr-/Lernziele

Bei einer Vielzahl der Lehr-/Lernziele ist die Möglichkeit eines Lernens mit der gesetzten Methode in der Analyse festgestellt worden.

Jedoch ergeben sich mögliche Einschränkungen dieses Lernens, wie die folgende Tabelle aufzeigt.

Lehr-/Lernziele ohne Methodenvorgabe	Durch die fehlende Vorgabe der Methode sind diese Lehr-/Lernziele nicht einzeln innerhalb der Analyse bewertbar. – Die Summe der Lehr-/Lernziele kann die in Kapitel 2.2 benannte begrenzte Tagesaufnahmekapazität des Langzeitgedächtnisses überschreiten und so ein Lernen erschweren.
Erklärung als methodische Wissensvermittlung	Lernen eines Wissens ist durch Erklärungen möglich und ausgiebige Erklärungen sind lernförderlich, siehe Kapitel 4.2. – Neun UE als Zeitrahmen können die Möglichkeit zu ausgiebiger Erklärung begrenzen und so ein Lernen erschweren.
Eigene Auseinandersetzung	Die in Kapitel 2.4.1 benannte lernförderliche, eigene Auseinandersetzung mit den zu erlernenden Wissensinhalten der Lehr-/Lernziele kann in neun UE möglicherweise zeitlich nicht ausreichend gegeben sein.
Ähnlichkeiten der Lehr-/Lernziele	Inhaltliche Ähnlichkeiten können den Wissenserwerb stören, wie in Kapitel 2.4.1 dargestellt. Mehrere Lagerungsarten als Hilfsmaßnahme (vgl. BAGEH 2014, S. 11f.) können bspw. als ähnlich empfunden werden.
Anzahl der Wissensinhalte in neun UE	Neue Wissensinhalte in großer Zahl und in kurzer Zeitfolge können sich gegenseitig verdrängen und so kann Lernen beeinträchtigt werden, siehe Kapitel 2.4.1.
Konzentration	Konzentration ist von hoher Relevanz für erfolgreiches Lernen, siehe Kapitel 2.2 und 2.4.1. Dies gilt auch für das Lernen eines Könnens, siehe Kapitel 2.4.2. Konzentration kann nach einer halben Stunde nachlassen, spätestens nach drei Zeitstunden gilt eine größere Unterbrechung als sinnvoll, wie in Kapitel 2.2.und 2.4.1 dargestellt. – Ob es bei einem Tageskurs machbar ist, eine beschriebene größere Unterbrechung nach drei Stunden des Lernens zu ermöglichen und zugleich alle vorgegeben Lehr-/Lernziele innerhalb von neun UE zu bearbeiten, darf als fraglich bezeichnet werden.

Übungszeiten	In Kapitel 2.4.2 ist erläutert, dass beim Lernen eines Könnens wiederholte Ausführung und Übung zu steigender Sicherheit führen kann. – Durch den Zeitrahmen ist möglicherweise eine zu geringe Übungszeit vorhanden, um das Können der praktischen Lehr-/Lernziele sicher zu erwerben.
Negative Gefühle im Kontext der Ersten Hilfe	Negative Gefühle – bspw. Ängste, Ekel oder Abneigung vor Berührung unbekannter Personen – können im Kontext der Ersten Hilfe auftreten und das Lernen beeinträchtigen, wie in der Zusammenschau der Analyse – Kapitel 4.3 – erläutert.
Vorwissen	Vorwissen ist ein Faktor für den erfolgreichen Wissenserwerb, wie in Kapitel 2.3 dargestellt. – Ist anschlussfähiges medizinisches Vorwissen vorhanden, so kann lernen der Ersten Hilfe leichter fallen. – Ist wenig Vorwissen vorhanden, so kann dies ein Lernen erschweren. Die *Erste-Hilfe-Ausbildung* ist ein an medizinische Laien gerichtetes Format und es darf somit nicht von lernförderlichem, medizinischen Vorwissen ausgegangen werden.
Motivation	Das Maß an Motivation bzw. persönlicher Relevanz kann sich entsprechend lernförderlich oder lernhinderlich auswirken, wie in Kapitel 4.3 dargestellt.